# LA MÉTHODE PILATES

*Le moyen rapide et facile d'obtenir un corps mince,*

*tonique, fort et souple*

Chloé Bernard, Catherine Leroy

# Sommaire

# HISTOIRE

## Joseph Hubertus Pilates, les premières années

Joseph Hubertus Pilates a commencé son travail en tant que promoteur et instructeur de la "culture saine", une tendance générale qui encourage l'éducation physique par le biais de la condition physique, des performances sportives et de la discipline mentale.

La déclaration de ces principes, a été adoptée et approuvée par le comité de l'American Bar Association et la communauté des éditeurs et des organisations.

Pilates a été conçu à Mönchengladbach, en Allemagne, le 9 décembre 1883. Il s'est aventuré en Angleterre en 1913 pour y chercher un emploi en tant que tumbler de bazar. Lorsque la Première Guerre mondiale a éclaté l'été 1914, Pilates et les membres de son cirque ont été considérés comme des envahisseurs hostiles et ont été internés sur l'île de Man, au large de la côte ouest de l'Angleterre. Il est l'un des culturistes qui dirigent le programme d'entraînement régulier du camp pour plus de 24 000 détenus qui y résident. Pendant cette période, il a établi ses idées sur le fitness et a acquis de l'expérience en tant qu'entraîneur.

Après la guerre, au début de 1919, Pilates est rapatrié en Allemagne. À Hambourg et à Berlin, il apprend le fitness et le conditionnement auprès de différents médecins. cœur

La pensée de Pilates a été influencée par son association avec les soldats blessés pendant la guerre, l'intérêt de son père pour la santé et l'exercice, et la période culturelle d'après-guerre en Allemagne, dans laquelle la technologie, l'écriture, la culture et les arts se sont épanouis. Les traitements holistiques européens, tels que l'hydrothérapie, la thérapie des points de déclenchement et la pleine conscience, ont inspiré la production de Pilates, tout comme le yoga et la danse moderne. Il a mis au point un instrument qui a élargi les dispositifs temporels standard, capable de s'attaquer à la fois au handicap physique ou à la maladie et à l'état de l'horloge. Finalement, le dispositif conceptuel de Pilates est devenu le « Fundamental Reformer ».

## Les années 1920

Pilates a travaillé comme entraîneur à Berlin avec le célèbre patron de boxe Arthur Buelow. En 1924, Nat Fleisher, un auteur américain, est venu en Allemagne à la recherche de nouveaux talents dans le domaine de la boxe pour en parler dans son influent journal Ring. Il demande à Pilates de lui envoyer un courriel dans le cas où il apercevrait quelqu'un qui s'engage de manière très qualifiée. Un an plus tard, Fleisher retourne en Allemagne à l'invitation de Pilates et de Buelow pour assister au combat de Max Schmeling. Ils avaient trouvé quelqu'un, et Schmeling devint champion du monde des poids lourds en 1930.

Pilates est invité à intégrer la police militaire allemande, mais il découvre que le gouvernement tente en fait de restaurer l'armée. Opposé à la possibilité d'une nouvelle guerre, Pilates immigre en Amérique en avril 1926. Son frère Fred, qui résidait déjà à Saint-Louis, dans le Missouri, l'a aidé à apporter quelques modifications à sa structure initiale, notamment en abaissant le cadre au niveau du sol et en supprimant l'empilement initial des poids avec des ressorts hélicoïdaux. Pilates introduit également des ceintures en cuir qui peuvent être utilisées pour imiter les mouvements d'aviron, une activité courante à l'époque. Il construit une vaste gamme de mouvements à effectuer sur l'équipement qu'il baptise "Universal Reformer", rebaptise sa méthode "Thérapie corrective" et l'appelle plus tard "Contrologie". On ne sait pas quand Pilates a rencontré Anna Clara Zeuner, une monitrice d'école maternelle. Clara devint une participante importante dans la production et l'enseignement de son approche, ainsi que dans la gestion de la société du studio. Elle se consacre à l'enseignement de son métier et est considérée par beaucoup comme une instructrice brillante et encore plus ouverte que Pilates lui-même.

Pilates a identifié pour la première fois son Pilates Universal Gymnasium dans l'annuaire téléphonique de la ville de New York en automne 1929, l'année même où il a déposé une demande de citoyenneté américaine.


## Les années 1930-50

À la fin des années 1930, la ville de New York est devenue une Mecque pour les artistes. À cette époque, Pilates acquiert une réputation pour sa capacité à "panser" les blessures des artistes. De nombreux musiciens, dont des sommités telles que George Balanchine, Martha Graham et Hanya Holm, travaillaient avec l'oncle Joe et lui proposaient des collègues blessés.

Deux éminents artistes contemporains, Ruth St. Dennis et Ted Shawn, ont fait partie de ceux qui ont fréquenté le Centre Pilates. Shawn a aidé Pilates à mettre en place un programme de préparation de camp de déménagement dans les montagnes du Berkshire, Jacob's Pillow, où Pilates a donné des cours entre 1942 et 1947. C'est à cette époque que les activités d'enchevêtrement de la marque Pilates ont vu le jour.

Pilates a présenté ses théories pour la première fois dans son livre de 1934, Your Wellbeing. Son deuxième roman, Return to Existence By Contrology2 , publié en 1945, décrit plus en détail sa confiance dans le bien-être absolu. Il affirmait avec force que si ses principes étaient largement mis en œuvre et enseignés dans les écoles américaines, tous les aspects de la vie - de l'humain au social - s'en trouveraient renforcés. Il rêvait qu'un chemin complet et structuré vers la domination physique et mentale amènerait les gens à un plus haut degré de conscience morale, ce qui aurait un effet significatif sur la planète en minimisant la misère humaine et en réduisant le besoin de cliniques, de sanatoriums, d'établissements psychiatriques et même de prisons.

La "Contrologie" a joué un rôle central dans la formation et la rééducation de nombreux artistes. Un certain nombre de danseurs étaient des élèves de la première vague de Pilates (élèves formés par Pilate lui-même). Il s'agit notamment de Carola Trier, Eve Gentry, Ron Fletcher, Kathleen Stanford Grant, Bruce King et Lolita San Miguel. En échange de cours d'entraînement, certains aspirants entraîneurs de Pilates ont travaillé dans la clinique. Parmi les enseignants du premier siècle, on trouve Hannah Sakmirda, Jerome Andrews, Bob Seed, Naja Cory et Mary Bowen. De nombreux clients de Pilates ont également été des auteurs, tels que Robert Fitzgerald et Jay Grimes. Leurs nièces, Mary Pilates et Irene Zeuner Zelonka, ont été les élèves et assistantes les plus proches des Pilates. Romana Kryzanowska, une danseuse adolescente nommée George Balanchine, s'est entraînée avec Joseph et Clara de 1941 à 1944, date à laquelle elle s'est mariée et a déménagé au Pérou. Après son retour du Pérou en 1959, Kryzanowska est devenue assistante à l'école.

Pilates a continué à développer des appareils de fitness, introduisant une série de chaises et de lits correctifs, mais il a reçu relativement peu de licences pour ses innovations. Malgré son invention la plus courante, le Reformer Universel, ses divers degrés de progrès ont été rejoint par la Table Trapèze, la Chaise Wunda, le Cercle Magique, le Correcteur de Pieds, le Ped-O-Pull, le Harnais de Tête, les Correcteurs d'Orteils et de Doigts, le Correcteur de Colonne, le Baril d'Échelle, la Guillotine, la Catapulte, et un ensemble de contraptions qu'il utilisait pour traiter et améliorer la position et le contrôle de la respiration. Les artisans, les artistes et les mondains étaient d'énergiques disciples de Pilates, qui garantissaient qu'un mode de vie plus avantageux et une pratique athlétique constituaient une base solide pour le développement physique.

Pilates a travaillé sans relâche, partageant ses théories sur le corps, la sécurité et le bien-être. Tout au long de sa carrière, il a fait l'objet de reportages dans des magazines, des journaux et à la télévision, mais son travail est resté confiné à un groupe d'élite d'adeptes fidèles.

Son bon ami, le Dr Henry Jordan, chef du service d'orthopédie à l'hôpital Lenox Hill, était un fervent défenseur de la méthode. Le Dr Jordan a orienté d'autres personnes vers la méthode Pilates, notamment Carola Trier, que Pilates avait pris sous son aile. Certains des anciens élèves du Dr Jordan sont également devenus des orthopédistes renommés, et ils ont continué à orienter leurs patients vers Pilates, Carola et certains des plus jeunes professeurs.

Dans les années 1950, Pilates a intensifié ses efforts pour faire accepter sa pratique dans les systèmes médicaux et éducatifs, une tâche qui s'est avérée en grande partie infructueuse. Pilates fut choqué par ce qu'il considère comme une interprétation rigide de la santé normale par la communauté médicale, une vision étroite de la médecine préventive et un niveau d'exercice médiocre. Après 1959, l'état du bâtiment du studio s'est dégradé, le quartier est devenu plus dangereux et la société du studio a décliné.


**Dans les années 1960-80**

Malgré l'absence de reconnaissance par le réseau clinique, la méthode s'est progressivement épanouie dans un ensemble d'associations de Manhattan, dont l'Université de New York, le Harlem Dance Theater, le 92nd Street Y et le Katherine Dunham Institute. Dès le milieu des années 60, les chorégraphes de danse moderne ont intégré les mouvements du Pilates Mat à leurs échauffements. En fait, le système Pilates a commencé à se répandre au-delà de New York. Jerome Andrews s'est également installé en France, Eve Gentry au Nouveau-Mexique et Ron Fletcher en Californie. La première vague de disciples de Pilates a continué à pratiquer et a présenté sa théorie et ses méthodes à un nombre croissant d'étudiants et d'instructeurs.

Après une longue et fructueuse carrière, Joseph Pilates meurt en octobre 1967 à l'âge de 83 ans. Clara a continué à éduquer et à diriger le studio jusqu'à ce qu'elle démissionne en 1970. L'ouvrier, avocat et ami John Steel crée des sociétés en commandite pour aider Clara, d'abord dans la gestion de la société du studio, puis, après sa retraite, pour présenter des investisseurs qui souhaiteraint poursuivre l'exploitation du studio. À cette époque, Romana Kryzanowska accepte de prendre en charge la gestion du studio. Vers 1972, la société déménage de son emplacement d'origine, 939 Eighth Avenue, au 29 West 56th Street à New York. Après le transfert, la situation de l'entreprise s'améliore. Kryzanowska devient partenaire à 50 % du premier Pilates Center, Inc. Clara décède en 1976.

Dans les années 1980, les enseignants de la deuxième génération ont développé leur pratique à travers le pays, et des programmes formels de formation des enseignants ont commencé à voir le jour. Le Pilates Center, Inc. a connu des difficultés financières et a été racheté à deux reprises au milieu des années 1980 par des étudiants engagés afin d'assurer l'avenir de l'établissement. Entre 1984 et 1986, le bâtiment a été connu sous le nom de Isotoner Fitness Center. Il a ensuite été vendu à la société Healite. Après la déclaration de faillite de Healite en 1989, l'entreprise a fermé ses portes de manière inattendue. Les clients et les étudiants ont alors déménagé à l'école, qui s'est ensuite appelée Drago's. Le Pilates Studio continue à fonctionner depuis ce site encore aujourd'hui.


## Acceptation médicale et appel plus large

Le Dr James Garrick, chef du service d'orthopédie de l'hôpital St. Francis à San Francisco, en Californie, a créé l'un des principaux centres de traitement des mouvements en 1983. Conscient de l'importance de la préparation Pilates, Garrick a fait appel à Ron Fletcher pour l'aider à mettre en place le premier programme Pilates en partenariat avec des restaurateurs. À la même époque, des chirurgiens orthopédiques renommés de New York ont commencé à recommander à leurs patients l'entraînement de Pilates après la rééducation.

En 1995, l'intérêt des médias pour la méthode Pilates, les exercices sociaux sur tapis, les programmes de clubs de santé axés sur le corps et l'esprit, ainsi que l'enthousiasme de la communauté médicale ont commencé à pousser le processus plus loin. Le terme "Pilates" figure désormais dans le dictionnaire Webster, ce qui est un autre indicateur de la grande popularité de la méthode.

Le procès de la marque Pilates, qui s'est déroulé en octobre 2000, a marqué un tournant important dans l'image publique du système. Dans cette affaire, le tribunal a interdit l'utilisation du terme "Pilates" en tant que marque. Le tribunal a estimé que "Pilates" était un terme générique pour une forme d'exercice ; l'expression était devenue communément associée à ce type spécifique d'exercice, utilisant un instrument spécial, un régime d'exercice et une pédagogie qui ne pouvait être revendiquée ou nommée par un autre nom.

**Le nouvel âge du Pilates**

À la suite de la décision relative à la marque déposée, la curiosité croissante pour les exercices corps-esprit et les choix intelligents en matière de remise en forme a finalement catapulté le rêve de Joseph Pilates au rang de phénomène mondial, reconnu littéralement sous le nom de "Pilates". Les studios et les clubs de bien-être, les programmes de formation d'instructeurs, l'appui de célébrités et l'attention généralisée des médias vantent désormais fréquemment les avantages de l'étude Pilates.

La connaissance intuitive du corps et l'architecture révolutionnaire des équipements de Joseph Pilates s'inscrivent dans une vision plus large du modèle de vie commun, fondée sur un travail quotidien conscient en faveur de la santé globale. Au niveau physique, l'utilisation de l'approche contribue à un changement physique, élargissant les possibilités de travail et de jeu. Elle améliore le bien-être social et la capacité à gérer les tensions et les conflits à un niveau psychologique plus profond. Les avantages d'une pratique consciente et régulière du système Pilates sont l'autoguérison et, à terme, le développement du caractère.

Le rêve de Pilates reste une force puissante près de 50 ans après sa mort. Son message est aussi important aujourd'hui qu'il l'était dans les années 1940. Maintenant que sa pratique est enseignée dans les pays du monde entier et qu'elle touche des millions d'élèves, la vision de Joseph Pilates est en train de se réaliser.

# INTRODUCTION AU PILATES

Avez-vous déjà eu l'intention d'essayer le Pilates, mais vous n'étiez pas sûr de savoir de quoi il s'agissait et si cela vous conviendrait ? Lisez ce qui suit pour trouver des réponses à certaines des questions les plus importantes que vous vous posez sur le Pilates. Nos experts en fitness tenteront de vous aider à comprendre ce qu'est le Pilates, quelles sont ses origines et quels sont les avantages pour la santé que cet exercice peut apporter.

## Qu'est-ce que la méthode Pilates ?

Le Pilates est une forme d'exercice qui vise à renforcer le corps en mettant l'accent sur la force centrale. Il vise à améliorer la santé physique et le bien-être général.

Par rapport au yoga, la méthode Pilates met l'accent sur le mouvement, la coordination et l'endurance. Grâce à la méthode Pilates, le risque de dommages est nettement plus faible que dans le cas de nombreux types d'exercices plus ardus.

Le Pilates réfléchit souvent à la relation entre l'esprit et le corps. Lors des différentes séances d'entraînement, le subconscient doit être constamment conscient des mouvements et de l'évolution du corps.

Ce type d'exercice a été créé par Joseph Pilates en Allemagne, où il était charpentier et gymnaste. Le Pilates a été conçu comme une stratégie de restauration pour les artistes et les guerriers handicapés vivant au Royaume-Uni. Joseph Pilates a reconnu que le bien-être physique et psychologique sont étroitement liés. Dans les années 1920, il s'est installé aux États-Unis et a créé une communauté Pilates à New York. Au départ, ce type d'activité était appelé Contrology.

# Qui peut pratiquer le Pilates ?

Étant donné que le Pilates peut être adapté pour inclure un plan d'entraînement musculaire doux ou une séance d'entraînement exigeante, la plupart des gens n'auront aucun problème avec ce type d'exercice. Il convient aussi bien aux débutants qu'aux personnes qui font de l'exercice quotidiennement.

Lorsque vous êtes novice, vous pouvez commencer par des mouvements simples, puis, une fois que vous les avez appris, vous pouvez vous concentrer sur des étapes plus complexes. Si vous débutez dans la méthode Pilates, il est judicieux de suivre des cours de Pilates ou de faire appel à un professeur particulier. De cette manière, l'entraîneur s'assurera que vous exécutez les exercices correctement afin d'éviter des blessures.

Il est conseillé de vérifier auprès de votre assureur social si vous n'êtes pas dans le cadre de pratiquer le pilates.

Si vous souffrez des affections suivantes, la méthode Pilates peut être déconseillée :

- Pression artérielle instable.

- Un disque de hernie.

- Ostéoporose extrême.

- Risque de caillots sanguins.

**Quels sont les bienfaits du Pilates pour la santé** ?

Lorsque l'on parle du Pilates, on parle de ses bienfaits pour la santé. Comme le Pilates se concentre sur l'énergie de base, l'équilibre et la polyvalence, les avantages pour la santé sont les suivants :

- **Une posture saine -** La méthode Pilates devrait vous aider à obtenir et à maintenir une posture positive. Les exercices assurent une coordination complète du corps. Ceci est particulièrement bénéfique si vous souffrez de douleurs lombaires.

- **Tonus musculaire -** L'exercice nécessite l'utilisation de muscles que vous n'avez pas régulièrement. Vous constaterez que vos muscles seront beaucoup plus toniques après la douleur initiale. Ceci est particulièrement utile pour les personnes âgées et les personnes qui sont généralement très sédentaires dans leur vie quotidienne, car la force musculaire est généralement perdue avec l'âge et l'inactivité.

- **Des muscles abdominaux plats -** Le Pilates étant axé sur le renforcement des muscles abdominaux, vous constaterez que l'un des avantages du Pilates est qu'il permet d'obtenir un ventre plat.

- **Souplesse -** Avec l'âge, nous avons tendance à perdre la souplesse que nous avions lorsque nous étions jeunes. Le Pilates devrait permettre de retrouver de la force, en douceur, dans un premier temps et de la souplesse. Au bout d'un certain temps, vous serez surpris de constater à quel point votre corps est devenu plus souple. Ceci est particulièrement important pour la prévention des accidents dus aux chutes.

- **Un meilleur équilibre -** Grâce à la connexion corps-esprit enseignée dans la méthode Pilates, vous deviendrez beaucoup plus conscient de la façon dont votre corps bouge et se comporte. Par conséquent, le Pilates ne renforce pas seulement la santé physique par une posture correcte, mais préserve également l'harmonie entre le corps et l'esprit.

- **Élimination du stress :** vous serez totalement absorbé par les séances d'entraînement et vous ne pourrez pas vous préoccuper de toutes les choses qui vous pèsent au quotidien. Vous serez plus concentré sur votre posture et les mouvements que vous faites avec votre corps. C'est une méthode incroyable pour calmer la pression.

- **Le Pilates vous procure un sentiment général de bien-être -** puisque le Pilates s'occupe de l'équilibre entre le psychisme et le corps, il vous procure un sentiment général de prospérité.

## La méthode Pilates vous aidera-t-elle à perdre du poids ?

Le Pilates étant une forme d'exercice qui renforce les muscles, il peut vous aider à affiner et à tonifier certaines parties de votre corps, en particulier les abdominaux, les jambes et les fesses. Les cours peuvent être personnalisés afin de proposer soit un programme d'exercices doux pour renforcer le tronc, la souplesse et l'équilibre, soit un entraînement complet pour un système d'exercices plus rigoureux.

N'oubliez pas que la méthode Pilates n'est pas réputée pour être un exercice aérobique. Pour réussir à perdre du poids, associez les activités Pilates à un régime alimentaire sain et à une activité aérobique quotidienne, telle que le vélo, la natation ou la bicyclette.

## Quelles sont les zones du corps visées par la méthode Pilates ?

La méthode Pilates agit principalement sur le tronc, ce qui implique la région abdominale et la colonne vertébrale. C'est pourquoi elle peut être particulièrement utile aux personnes souffrant de douleurs lombaires.

Les zones de votre corps qui sont renforcées et atténuées par le Pilates comprennent vos jambes, en particulier le haut des cuisses et l'arrière-train.

La méthode Pilates s'est également avérée précieuse pour les personnes souffrant d'inflammations articulaires, car elle contribue à maintenir la stabilité des articulations. Le Pilates renforce les muscles de la cuisse, ce qui peut s'avérer particulièrement utile en cas de douleurs articulaires et de blessures au genou.

## Avez-vous besoin d'un équipement spécial ?

Lorsque vous débutez, le tapis de sol est vraiment tout ce dont vous avez besoin. Beaucoup d'exercices de base pour débutants peuvent être effectués de cette manière. Lorsque vous serez plus expérimenté, vous pourrez vous rendre dans une salle de sport ou un studio qui propose des cours privés de Pilates, et bien entendu, nous proposons des cours de Pilates dans chacune de nos salles de sport.

Certains studios utilisent des appareils de Pilates spécialisés tels que le Reformer, le Jaguar, ou des tonneaux et des bancs spéciaux.

Nous aborderons la question de l'équipement plus en détail, mais vous n'avez pas vraiment besoin d'une tonne d'équipement spécialisé, pour commencer.

### Matériel Pilates - Qu'est-ce que le Reformer ?

Le Reformer est essentiellement une structure en forme de lit avec un chariot rotatif relié à une extrémité par un ensemble de ressorts. Ces ressorts sont flexibles pour offrir différents niveaux de résistance. Le chariot comporte également des obstacles au niveau des épaules qui vous empêchent de vous faufiler pendant que vous déplacez ou tirez le chariot.

Une barre de pied est associée à l'extrémité du ressort du reformer. Cette barre peut être utilisée par vos mains ou vos jambes pour faire avancer le chariot. D'énormes courroies munies de poignées sont fixées à l'extrémité opposée de la caisse. Vous devez vous allonger, vous asseoir ou vous tenir debout sur le reformer et faire des exercices qui entraînent, tirent ou maintiennent le chariot immobile pendant que les ressorts fournissent la quantité de résistance dont vous avez besoin. L'un des avantages du reformer est qu'il permet d'allonger les muscles lorsque les ressorts sont retirés. C'est ce qu'on appelle la contraction musculaire excentrique, qui est excellente pour conserver des muscles forts et en pleine croissance, sans ajout de masse.

Le reformer est particulièrement utile en cas de blessure ou de convalescence, car il permet d'élargir et de renforcer délicatement les muscles par une simple opposition douce.

### L'équipement Pilates - Qu'est-ce que la Cadillac ?

La Cadillac est une technologie fascinante qui, à première vue, ressemble plus à un outil d'interrogation barbare qu'à un équipement d'entraînement.

Elle se compose d'un lit avec un oreiller et d'une armature à trois côtés qui passe par-dessus et qui est reliée à chaque extrémité de la pièce. En général, elle mesure environ 1,80 m de large. Différents appareils sont reliés à la structure, tels que des ressorts pour les jambes et les bras, des chaînes auxquelles on peut se suspendre, une corde à pousser et même un trapèze.

En raison de sa grande taille, la Cadillac n'est pas souvent utilisée dans les cours collectifs. Si vous souhaitez essayer cet équipement, il est préférable de chercher des cours privés de Pilates dans votre région. Dans ces studios privés, on trouve la soi-disant "Cadillac divider bundle", qui est en fait un côté du Cadillac, monté sur un diviseur pour une meilleure solidité.

La Cadillac peut convenir à un large éventail de pratiques d'extension et est exceptionnellement utile si vous pensez qu'il est difficile de se reposer sur le dos pendant un certain temps. Lorsque vous utilisez la Cadillac, vous ressemblez presque à un acrobate !

## Pourquoi certaines formes d'appareils doivent-elles être utilisées pour la méthode Pilates ?

De nombreuses formes de Pilates incluent la plate-forme de stabilisation, le tonneau-échelle, le correcteur de la colonne vertébrale et le tuyau d'arc.

Ils servent tous deux de support et d'aide à la réalisation des différentes activités. Ils sont tous deux importants pour la relaxation, la détente et l'étirement des différents muscles. Vous trouverez la plupart d'entre eux dans les studios privés de Pilates.

## Pourquoi y a-t-il un fossé entre les cours de yoga et les cours de Pilates ?

Bien qu'il existe des parallèles entre le yoga et le Pilates, qui se concentrent tous sur la relation corps-esprit, le yoga semble se concentrer principalement sur le bien-être mental. Il s'agit d'un type d'entraînement plus détendu, alors que le Pilates est plutôt un régime vigoureux qui se concentre sur la tonification et le renforcement.

## Ce qu'il faut voir quand on choisit un cours de Pilates

Si vous êtes en bonne santé et que vous décidez de découvrir le Pilates pour la première fois, un cours communautaire sera parfait. Les cours durent normalement 60 minutes et sont accessibles avec l'une de nos cartes d'invité gratuites. Les professeurs de nos deux salles de sport sont serviables et qualifiés pour s'adresser à tous les niveaux de condition physique.

Vous pouvez choisir un cours de Pilates pad qui consiste simplement à effectuer différents mouvements sur un tapis, ou vous pouvez vous inscrire à un cours communautaire qui nécessite un ou plusieurs des équipements de Pilates spécialement conçus à cet effet.

Un cours sur tapis est l'idéal pour commencer et comprendra certains éléments de mobilier, tels que des poids à main, des bandes d'étirement et des rouleaux en mousse. Les cours sur tapis se concentrent principalement sur la lutte contre la gravité et le poids du corps pour porter et maintenir une grande variété de rôles. Cela nécessite de la puissance et de l'endurance.

Pour une méthodologie proche de chez vous, ou si vous avez besoin de plus d'exercices en raison de votre âge ou d'un éventuel problème physique antérieur, un cours privé de Pilates peut s'avérer plus approprié.

De nombreux cours privés se déroulent dans des studios de Pilates, qui peuvent également être équipés d'appareils de Pilates spécialisés. C'est l'idéal si vous avez déjà eu une blessure et que vous avez besoin d'un soutien pour les exercices. Dans un studio privé, vous bénéficierez d'une attention particulière et votre instructeur sera en mesure d'adapter les différents exercices à vos besoins spécifiques.

### Le Pilates est-il une bonne thérapie physique ?

De nombreuses cliniques de rééducation et centres de bien-être proposent désormais le Pilates comme forme de thérapie physique. Des recherches ont montré que le Pilates peut être une thérapie importante pour les accidents et les maladies tels que :

- Gêne chronique au niveau du cou et du dos.

- Remplacement de la hanche ou de la cheville.

- Types de sclérose en plaques.

- La fibromyalgie.

- Scoliose.

C'est également une bonne chose pour les musiciens, les artistes et les autres personnes en forme qui ont subi une sorte d'accident et qui ont besoin d'une thérapie pour retrouver leur pleine forme. Le Pilates étant un exercice à faible impact, il peut être adapté à certaines zones du corps, à condition d'être suivi par un instructeur formé et accrédité.

### Peut-on faire du Pilates à la maison ?

Le Pilates devrait être une activité familiale, pas seulement pour les personnes, mais aussi pour les parents d'enfants qui travaillent. En plus d'éduquer mes enfants sur des questions essentielles de la vie, comme l'éducation financière des filles, je leur montre aussi comment rester en bonne santé.

Vous pouvez tout à fait faire du Pilates chez vous, ce qui est un énorme avantage. Pour être franc, le week-end, rien ne me plaît plus que de jouer au bingo en ligne. Il existe un grand nombre d'enregistrements pédagogiques que vous pouvez suivre. Tout ce dont vous avez besoin, c'est d'un enchevêtrement et de quelques vêtements libres et agréables.

Cependant, si vous êtes débutant, il est conseillé de prendre d'abord quelques cours afin de voir la bonne méthode pour faire les exercices. Cela devrait permettre d'éviter tout dommage qui pourrait résulter de l'exécution inappropriée des différents mouvements.

Vous pouvez également faire appel à un tuteur privé qui viendra à la maison pour vous aider à corriger les exercices.

Et si vous recherchez un entraînement de renforcement musculaire qui peut être adapté à votre niveau de forme physique pour vous aider à rester en bonne santé, vous pouvez certainement recommander la méthode Pilates.

Mais attention, vous remarquerez que ce type d'entraînement est très addictif - mais faire de l'exercice en s'amusant ne peut être que positif !

# CE QU'IL FAUT SAVOIR AVANT DE PRENDRE DES COURS DE PILATES

**1. Il existe deux types de cours de Pilates : les cours sur tapis et les cours sur reformer.**

Vous suivrez un cours qui se déroulera soit sur un enchevêtrement un peu plus épais que l'enchevêtrement de yoga standard, soit sur un point de pression, soit sur une machine appelée reformer, qui est un ensemble de plateaux coulissants avec des barres de pieds fixes, des ressorts et des poulies qui donnent de l'opposition. Sachez lequel vous allez utiliser avant de vous concentrer sur votre exercice.

Les deux options mettent l'accent sur le contrôle plutôt que sur l'exécution de répétitions interminables ou l'épuisement des muscles. Dans la méthode Pilates, les muscles fonctionnent pour bouger contre la friction et (dans le cas du reformer) la tension des ressorts ou des sangles, dans le but général de détendre et d'isoler les bons muscles. Votre objectif devrait être de prendre le temps de vous entraîner, de vous concentrer sur la tâche à accomplir et d'établir une relation avec votre corps.

"L'excursion du Reformer est probablement la plus agréable que vous puissiez trouver dans la méthode Pilates", déclare Heather Andersen, créatrice de New York Pilates. "La machine vous offre une obstruction incluse et une surface glissante qui vous met au défi de faire des exercices. Vous avez souvent l'impression de voler ou de rouler. Il existe également de nombreux exercices de Pilates, par exemple SLT, Brooklyn Bodyburn et Studio MDR, qui ne sont pas considérés comme des exercices de Pilates "exemplaires", mais qui offrent un grand nombre d'avantages similaires. Ces studios utilisent le reformer de niveau supérieur, le Megaformer, qui est plus grand que le reformer classique.

Quel que soit le cours que vous suivez, n'oubliez pas de dire au professeur que vous êtes novice. Ainsi, il pourra vous surveiller pendant le cours et apporter des modifications ou des améliorations au type de cours.

**2. Il y a quelques autres éléments de matériel à apprendre, mais pour la plupart des élèves du cours de Pilates sur tapis ils ne se présenteront toujours pas.**

De nombreux cours de Pilates sur tapis ne nécessitent aucun équipement autre que le tapis qui est généralement fourni. Par rapport au reformer, certains élèves peuvent utiliser des équipements différents. Les équipements les plus connus sont le Wunda, un siège bas avec des coussins et des ressorts, la Cadillac (qui ressemble à un lit avec un contour d'ombre et qui est utilisée de différentes manières par les étudiants de pointe), un correcteur de colonne vertébrale, un siège haut et le Magic Circle, un anneau que l'on utilise fréquemment entre les jambes pour construire une obstruction. "Dans de nombreuses situations de cours, vous pouvez en règle générale utiliser le reformer, l'estrade, le Magic Circle, le correcteur de la colonne vertébrale et une variante plus petite de la Cadillac appelée le Tower Package", explique Herbert, qui conseille vivement aux étudiants de faire quelques exercices privés, si cela est nécessaire, et de comprendre comment utiliser les gadgets de manière appropriée avant de suivre un cours en groupe.

**3. Vous sentirez vos muscles brûler pendant l'entraînement et vous aurez probablement des courbatures le lendemain.**

Bien que vous ne puissiez pas faire des exercices de haute intensité comme des sauts de squat ou soulever des haltères lourds, la plupart des exercices au poids du corps proposés dans les cours de Pilates peuvent être très sérieux. Prenons par exemple la marque du Pilates Hundred. Un mouvement centré qui comprend moins de deux crawls de mouvement régulier qui va faire gonfler vos abdominaux. Un professeur digne de ce nom vous fera changer d'attitude dans le but de rendre votre progression plus harmonieuse (une autre raison de vous présenter comme un amateur avant le début du cours).

En consacrant toute votre attention aux mouvements plus simples, vous solliciterez les muscles nécessaires à chaque séance d'entraînement. Cela signifie qu'après votre séance d'entraînement, vous pouvez être confronté à des douleurs musculaires. Ne vous inquiétez pas : même si la douleur du lendemain peut être d'un tout autre niveau après la première semaine, le corps s'habituera à voyager avec le temps. Le fait d'avoir mal le lendemain signifie simplement que vous testez vos muscles d'une nouvelle manière ou que vous faites fonctionner des groupes musculaires qui ne reçoivent pas beaucoup d'attention en temps normal.

**4. La méthode Pilates agit sur une variété de groupes musculaires.**

"Le Pilates ne se limite pas à des parties spécifiques du corps", explique Herbert. Oui, la méthode Pilates se concentre sur le tronc et la colonne vertébrale, mais cela n'implique pas seulement le ventre. "Bien que le Pilates soit spécifiquement défini comme un entraînement des muscles abdominaux, il est essentiel que les clients sachent que le tronc implique tout le corps, les abdominaux, les jambes, l'intérieur et l'extérieur des cuisses, ainsi que le dos", note Herbert. Imaginez donc une séance d'entraînement qui fera travailler tout le corps.

**5. La plupart des cours pour débutants comporteront la même série d'activités dans chaque leçon.**

Il existe une série de mouvements de Pilates que l'on retrouve fréquemment dans les cours pour débutants, explique Herbert.

- Cent (pratique respiratoire qui s'appuie souvent sur la puissance et la stabilité du tronc)

- Enroulement (mouvement lent et précis qui étire la colonne vertébrale et l'arrière du corps et renforce l'abdomen)

- Cercles de jambes (qui renforcent les hanches et les stabilisateurs du tronc)

- Rouler en boule (ce qui permet de masser la colonne vertébrale et d'ouvrir le dos)

- Série 5 (ensemble de mouvements qui renforcent le corps) Couvrez vos vêtements - et ne vous inquiétez pas pour vos bottes !

Même si vous préférez habituellement les vêtements de sport amples, il est préférable de porter des vêtements moulants pour les cours de Pilates. "De cette façon, l'entraîneur pourra mieux voir vos mouvements et vos vêtements ne seront pas coincés entre des ressorts ou d'autres dispositifs", explique Carrie Samper, responsable régionale de l'enseignement de la méthode Pilates chez Equinox.

"Et laissez les shorts à la maison", ajoute Samper. "Il y a un certain nombre d'activités dans le Pilates où l'on s'allonge, donc les jambes courent au-dessus de soi... il ne faut donc pas que le short remonte". Dans ce cas, portez un capris ou un legging avec un débardeur ou une chemise à manches longues.

En ce qui concerne les chaussures, vous pouvez être pieds nus ou porter des chaussettes pour votre séance. La plupart des studios ont leur propre protocole. Vous pouvez le trouver sur la page web du studio ou vous adresser à la réception pour vous inscrire à votre cours et connaître la tenue vestimentaire.

Si vous optez pour des bottes, procurez-vous une paire de semelles en caoutchouc spécifiques, afin de ne pas trébucher sur le tapis ou la table. Une solution pieds nus ou en chaussettes uniquement vous aidera également à entrer et sortir rapidement des ceintures du reformer.

## 6. Chaque studio utilise un jargon différent en classe. Si vous ne maîtrisez pas les termes, consultez les habitués pour obtenir de l'aide sur la forme.

Selon la barre CrossFit, les exercices ont leur propre gamme de termes, comme le Pilates. Pour le Pilates, reconnaissez que votre "powerhouse" s'applique au milieu de votre corps, là où toute la puissance vient de l'exécution de votre pratique. "Peel through your back" signifie un mouvement lent d'une vertèbre à l'autre. Ne vous inquiétez pas : avec la pratique, vous vous y habituerez.

En attendant, regardez les fans qui rattrapent facilement les directions. Le meilleur moyen d'y parvenir ? Se placer au centre de la salle. Qu'il s'agisse d'un reformer ou d'un tapis, le fait de se placer au centre permet d'avoir une vue optimale sur l'ensemble de l'action. "L'instructeur est facilement visible au centre", explique Samper. "Les autres membres vous guideront également visuellement à travers les changements lorsque le professeur effectuera des transitions pour apporter des améliorations".


## 7. Le Pilates doit faire partie d'un programme d'exercices bien équilibré.

En tout état de cause, si le studio garantit un nombre illimité de cours pour la première semaine, vous ne voudrez pas aller à l'école tous les jours. Votre corps a besoin d'un jour ou deux pour guérir d'une séance d'entraînement douloureuse, telle que le Pilates : "Le Pilates s'étire pour améliorer et ajuster le corps simultanément", note Samper. "C'est pourquoi il complète souvent d'autres exercices, car il prépare le corps à travailler de manière plus ciblée sur chaque voie. L'ajouter à votre programme standard vous aidera à soulever des charges, à vous déplacer plus rapidement, à nager dans de meilleures conditions, ou même à maintenir l'équilibre des bras glissants du yoga.

# COMPRENDRE LE POSITIONNEMENT DU CORPS POUR MIEUX FAIRE DE L'EXERCICE

Il est essentiel d'adopter une posture ou une position correcte avant de commencer une séance d'entraînement pour connecter ou engager les groupes musculaires appropriés. Lorsque vous adoptez la bonne posture, l'énergie se concentre sur les muscles impliqués dans le fonctionnement et évite de se dépenser sur d'autres zones du corps ou sur des mouvements inutiles.

C'est particulièrement vrai lorsque vous commencez un exercice qui est entièrement nouveau pour votre corps. En général, les nouveaux programmes d'exercices exigent une concentration et un contrôle auxquels le corps n'a peut-être jamais été soumis. Supposons, par exemple, qu'un triathlète participe pour la première fois à un cours de yoga. Les nouvelles positions exigent une observation et une concentration considérables. Les muscles sont soumis à des mouvements qui leur sont inconnus, et le fait de forcer les mouvements peut provoquer des blessures, surtout si les positions sont maintenues pendant un certain temps. Il est toujours important de garder à l'esprit que toute nouvelle routine corporelle doit être abordée avec prudence.

Les triathlètes étant en bonne forme physique par rapport à la population totale, ils sont également plus enclins à relever des défis physiques et se lancent parfois dans de nouveaux régimes avec l'attitude mentale que leur corps peut supporter toute nouvelle aventure.

Cependant, à force de répéter certains mouvements pendant des heures et des années, les muscles les ont mémorisés. Si le corps et l'esprit ont adopté une routine, il est difficile de changer le modèle sans modifier les résultats. Au début, ces changements peuvent être négatifs - comme des temps plus lents ou des distances de saut plus courtes - jusqu'à ce que les muscles acceptent leur nouveau régime comme base de progrès. De même, si une personne entreprend des exercices de Pilates, elle obtiendra d'abord des résultats négatifs avant que son corps ne s'adapte au nouveau régime.

Les résultats peuvent ensuite être utilisés pour réaliser des temps plus rapides, des distances plus grandes, etc. Il est donc essentiel pour les athlètes de travailler avec un instructeur de Pilates ayant reçu une formation adéquate - un instructeur ayant une grande connaissance et une formation spécifique en matière de mouvements athlétiques, plutôt qu'un instructeur de Pilates ayant reçu une formation en danse classique, qui peut avoir une expérience moins raffinée en matière d'athlétisme.

Le corp continuera d'emprunter la voie plus simple. Il peut exécuter les mouvements qui demandent le moins d'effort et de concentration. Il s'attaque à nous lorsque nous ne sommes pas concentrés ! Pour illustrer cela, allongez-vous sur le dos, les bras écartés au-dessus de la poitrine jusqu'au plafond. Vous pouvez le faire avec ou sans poids. Levez lentement les bras du cou sur les côtés, puis refermez-les sur votre poitrine. Répétez une demi-douzaine de fois le cycle. Remarquez qu'au fur et à mesure des répétitions, lorsque vous êtes en l'air, les bras commencent lentement à se déplacer au-dessus du visage, puis, lorsqu'ils sont ouverts vers le sol, dans le prolongement de la tête. Cela a pour effet de soulever progressivement les épaules et d'engager les muscles du cou. Imaginez l'effet lorsque vous répétez l'exercice des centaines de fois !

La concentration et le travail acharné sont nécessaires pour faire travailler des groupes de muscles spécifiques. Effectuer un mouvement presque parfait avant que le muscle ne crée un engramme (schéma subconscient), qui rendra l'action automatique, comprend une sorte de "schéma musculaire". Pour ce faire, vous devez établir une routine ciblée. Ensuite, tout nouveau mouvement peut être abordé en toute sécurité, comme une tentative de yoga alors que l'on était déjà triathlète. Vous pouvez faire votre propre "auto-vérification" des exigences, des avantages, des limites et des dangers auxquels votre corps doit faire face.


## LA FORMULE D'EXERCICE

J'ai élaboré une formule pour vous aider à faire de l'exercice au mieux de vos capacités physiques, quel que soit votre niveau de forme. La formule a été conçue pour vous aider à rendre chaque exercice précis et donc à tirer le meilleur parti d'une étape ou d'une série de mouvements.

Au début, il peut sembler difficile de suivre tous les points de la formule en même temps. Cependant, vous pouvez perfectionner l'exercice et développer une excellente technique en abordant systématiquement chaque point dans l'ordre et en maîtrisant chaque principe avant d'aborder le suivant. Une approche graduelle, étape par étape, d'une nouvelle routine fournira une base solide pour développer une plus grande vitesse, une plus grande amplitude ou un meilleur contrôle des mouvements.

La formule est la suivante :

1. Posture/Alignement/Position

2. Dos

3. La respiration

4. Exercice

5. Étirer

6. Les questions

Il a été constaté que si cette règle est respectée, il est pratiquement impossible pour un instructeur d'exécuter une routine de manière incorrecte ou de montrer un mauvais mouvement à un client. Examinons tour à tour chacun de ces six points.


## 1. Posture/position/alignement

Lorsque l'on commence un exercice, il est important de définir d'abord la position ou l'alignement correct pour l'exercice. S'il n'est pas correct dès le départ, le mouvement risque d'être négligé et moins efficace.

Cela est particulièrement important pour les programmes de rééducation par l'exercice. L'établissement et le maintien d'une jambe, d'un bassin ou d'un torse dans la bonne position sont cruciaux pour le résultat final. Une différence d'un centimètre dans la position d'une partie du corps peut entraîner une différence de 10 à 50% dans l'efficacité de l'exercice. Imaginez une gymnaste qui s'éloigne d'un centimètre de l'alignement prévu aux barres parallèles ou à la poutre. Elle peut perdre le contrôle ou l'équilibre ou tomber du système. Ou encore, si un joueur de tennis touche le "point chaud" de sa raquette plus souvent que son adversaire, cela peut faire la différence entre la victoire et la défaite, entre la perfection et le fait d'être "assez proche".

Entraîner le cerveau à repérer ces petites différences demande de l'aide. Un miroir peut vous aider à identifier les différences significatives de position et d'alignement. Voici quelques questions à vous poser lorsque vous commencez à mettre en pratique le principe de cette formule. La liste n'est pas exhaustive.

1. Les hanches sont-elles carrées ?

2. La jambe est-elle alignée avec l'épaule ?

3. Le torse est-il droit ?

4. Le pied est-il fléchi (ou pointu) ?

5. Les épaules sont-elles au même niveau ?

6. Le dos est-il droit ?

7. Le ventre est-il plat ?

8. Le cou est-il allongé ?

9. Les épaules sont-elles détendues ?


## 2. Dos

Veillez à ce que le dos soit dans la position requise pour que l'exercice commence. En général, en position couchée sur le dos, les genoux sont pliés et les pieds à plat sur le sol. Le dos doit être dans la position d'une colonne vertébrale stable avec le tronc engagé. Engagez maintenant le plancher pelvien comme décrit précédemment.

C'est peut-être l'une des rares fois où nous sentons nos abdominaux inférieurs se contracter ! Le maintien constant du tronc contribue à renforcer ce groupe de muscles abdominaux.

La force des abdominaux inférieurs contribue grandement à soulager les douleurs dans le bas du dos et à organiser le bassin.

Le contrôle de la cage thoracique assure également la stabilité de la colonne vertébrale. Le dos est-il droit lorsque nous sommes en position verticale, ou y a-t-il une flexion d'un côté ? Le bas du dos est-il arqué ou le haut du dos est-il trop arrondi ? La tête est-elle penchée vers l'avant ou vers l'arrière ? Nombre de ces problèmes peuvent être corrigés dans une certaine mesure par le réalignement et la rééducation des muscles. Comme dans certains cas d'ostéoporose, si le problème est plus structurel, la colonne vertébrale et le dos doivent être alignés le mieux possible, sans causer d'inconfort.


## 3. La respiration

La bonne méthode de respiration est importante et on ne saurait trop insister sur ce point. De nombreuses personnes retiennent leur respiration lorsqu'elles effectuent de petits mouvements difficiles. Il est important d'éviter de retenir sa respiration pendant l'exercice, comme je l'ai mentionné plus haut. Vous fatiguerez votre corps si vous retenez votre respiration pendant que vous faites un pas.

Il est généralement admis qu'il faut expirer à l'effort lorsqu'on fait de l'exercice. Parfois, la respiration dans le style de Pilates décrit dans ce livre va à l'encontre de ce principe. En effet, l'inspiration sur l'effort permet dans certains cas de mieux soutenir le dos. Imaginez, par exemple, que vous êtes allongé sur un banc bas, sur le dos, et que vous soulevez un poids lourd pour faire travailler vos triceps.

Il faut plier les coudes des deux bras pour effectuer ce mouvement, abaisser le poids au-dessus de la tête vers le sol, puis redresser les coudes pour ramener les bras en position verticale. La manière dont cette action est généralement exécutée pose plusieurs problèmes.

En général, ce mouvement est effectué avec les pieds au sol, ce qui crée une cambrure dans le bas du dos, avant même le début de l'exercice. Ce seul fait peut entraîner une tension et un resserrement des muscles du bas du dos. Lorsque vous abaissez le poids vers le sol, le dos se cambre encore plus, car, à un certain moment, les pectoraux se bloquent presque. La mobilité de l'articulation de l'épaule est limitée. En général, vous inspirez brièvement lorsque vous descendez les bras vers le sol et vous expirez lourdement lorsque vous remontez les bras en position de départ. Rien de tout cela n'entraîne une tension considérable sur l'ensemble du torse.

Les autres zones de stress et de tension seront éliminées autant que possible afin de contrôler l'exercice et de concentrer la recherche sur la communauté musculaire souhaitée. Un autre point de stress est généralement la respiration. La respiration joue un rôle essentiel en aidant le corps à faire face au stress, qu'il soit mental ou physique. L'exercice paraîtra très facile si vous faites le même exercice avec une respiration plus calme, un dos plus plat et une expression faciale moins prononcée.

Vous devrez peut-être aussi alléger le poids et acquérir plus de contrôle, car les différentes méthodes de respiration modifieront la capacité de vos muscles à effectuer le mouvement qu'ils avaient l'habitude de faire auparavant.

Parce qu'on dit parfois aux gens de respirer pendant un exercice, on leur dit quelque chose comme ceci : "Levez la jambe et expirez". Ils interpréteront cela comme signifiant qu'ils doivent déplacer le membre et n'expirer que lorsque le mouvement est complet. Au lieu de cela, on peut idéalement dire l'instruction de respiration comme suit : "Inspirez (ou expirez) pour..." Respirez pendant toute la durée du mouvement pour réduire le stress et la tension tout en évitant les blessures. Respirez calmement par le nez et expirez calmement par la bouche.

Lorsque vous vous serez habitué à respirer de la manière appropriée, vous pourrez effectuer des répétitions plus rapides, en inspirant normalement pendant deux, trois ou quatre répétitions, puis en expirant pendant les deux, trois ou quatre répétitions suivantes.

## 4. Exercice

Vous exécuterez l'exercice aussi bien que possible lorsque vous atteindrez cette phase. Si, au cours de la première demi-douzaine d'étapes, vous ne parvenez pas à perfectionner le mouvement avec la bonne respiration, ne désespérez pas. Pratiquez l'exercice de respiration jusqu'à ce que vous vous sentiez à l'aise. Faites en sorte que le corps bouge et comprenne ce qui est nécessaire. Lorsque c'est plus faisable et plus familier, adaptez la respiration à ce qui est nécessaire.

De même, lorsque vous effectuez des exercices avancés, revenez aux versions de base aussi souvent que nécessaire. Vous découvrirez qu'en apprenant à vous concentrer et à vous connecter à des mouvements plus simples, ceux-ci peuvent encore vous mettre au défi.

## 5. L'élongation

En vous allongeant par le mouvement, vous obtiendrez une plus grande sensation en bougeant les membres ou une autre partie du corps, en faisant travailler tous les muscles, en particulier ceux qui ne sont pas utilisés et les plus petits. Par exemple, lorsque vous êtes debout ou allongé sur le dos, utilisez le tronc et décompressez la colonne vertébrale (en éloignant les côtes des hanches), tout en pressant les omoplates contre le coccyx. Cette action nécessite une plus grande contraction abdominale et contribue à allonger et à assouplir la colonne vertébrale, ainsi qu'à réduire les tensions sur les vertèbres et les disques.

Gardez les articulations des genoux et des coudes légèrement déverrouillées (évitez l'hyperextension) lorsque vous travaillez à l'allongement des bras ou des jambes. Le fait de les bloquer peut mettre ces articulations à rude épreuve. Lorsque ces articulations sont en hyperextension, les os sont en fait soudés et les muscles se tendent au lieu de travailler. Il faut également éviter de trop se pencher (hyperflexion), ce qui empêcherait l'allongement du muscle et limiterait la mobilité du membre par rapport à l'œil. Avec l'articulation déverrouillée, il est également possible de s'allonger hors de l'orbite (sans bouger l'épaule ou la hanche) et d'obtenir la mobilité requise.

L'allongement constant du groupe musculaire travaillé entraîne de nombreux avantages significatifs, notamment

- Des muscles plus minces, moins volumineux

- Réduction du stress sur l'articulation

- Sensibilisation accrue aux mouvements musculaires spécifiques et isolés

- Augmentation de la mobilité de l'articulation

- Réduction du "cliquetis" de l'articulation

Le groupe de muscles que vous souhaitez allonger doit être stable et ne présenter aucune blessure. L'allongement d'un muscle blessé soumettra les fibres à une charge plus importante et déclenchera d'autres problèmes. Il est fréquent que le membre ne puisse pas se déplacer dans toute son amplitude lors de nombreux exercices, en particulier ceux qui impliquent des poids lourds. Le corps empêche l'extrémité de s'étendre au point de solliciter l'articulation. L'impossibilité d'étendre le muscle dans toute son amplitude peut toutefois avoir pour effet de raccourcir le muscle. Par exemple, lors de la flexion des biceps, le bras n'est jamais étendu sur toute sa longueur lorsqu'il s'agit de soulever un poids lourd. En général, le haut du corps est également courbé vers l'avant afin de le préparer à supporter l'effort de la prochaine levée. Le mouvement du poids touchant la cuisse donne l'illusion que le bras a atteint une extension complète.

Si l'exercice est exécuté correctement - c'est-à-dire sur toute l'amplitude - avec le même effort, le poids devra être réduit, car la fibre musculaire du biceps est plus faible lorsqu'il est presque complètement étendu. Si l'on obtient une plus grande force en position d'extension, on peut alors augmenter le poids en toute sécurité.

De même, lorsque les genoux sont pliés à un angle aigu au niveau de l'articulation du genou (talons trop près du sol) pendant une torsion abdominale, les abdominaux ont peu de chances d'atteindre leur longueur. La contraction vers l'avant a pour effet d'écraser les abdominaux et de comprimer l'avant des cuisses. Les abdominaux se gonflent alors au lieu de s'étirer vers le haut. Par la suite, l'exercice est tendu et inefficace. Lorsque l'articulation du genou est à angle droit (pieds plus éloignés du sol), la performance peut être améliorée pour autant que les abdominaux soient rentrés en cuillère, avec un effet accru sur le muscle travaillé. Si l'articulation du genou n'est pas à angle droit (angle obtus), les fléchisseurs de la hanche sont plus allongés et l'exercice est plus difficile car la colonne vertébrale et le tronc sont sollicités. Si la traction des fléchisseurs de la hanche est réduite, les abdominaux travailleront plus efficacement.

Pour presque tous les athlètes, la force en longueur est la quintessence du tonus musculaire. Les danseuses de ballet classique trouvent que leurs mouvements d'une amplitude extrême sont très souples mais qu'elles ne sont pas assez fortes. C'est une faiblesse pour elles. Pourtant, aussi souhaitable que soit leur facteur de force, la plupart des danseuses de ballet ne seraient pas prises en flagrant délit dans une salle de musculation, et elles seraient trop encombrantes par peur de leurs muscles !

Les triathlètes, quant à eux, bénéficieraient d'une plus grande polyvalence sans compromettre leur force. La plupart d'entre eux n'auront jamais été surpris dans un cours de ballet ! Dans ce livre, les exercices de Pilates proposés s'adressent à tous les sexes. En utilisant correctement les poids, les danseuses peuvent gagner en force sans risquer de gonfler leurs muscles.

Les triathlètes peuvent améliorer leur souplesse sans compromettre leur force ou leur vitesse. Chacun peut en fait bénéficier d'un facteur commun : la réduction du risque de blessure. L'allongement, dans toute l'amplitude du mouvement, exige de la concentration et des efforts pendant toutes les répétitions. La première chose qui se produit, lorsque le muscle se fatigue, est la réduction de l'allongement musculaire. Cela s'explique par le fait que le muscle, en position contractée, peut travailler plus facilement. Si vous constatez que l'allongement du muscle ne peut être maintenu, arrêtez l'exercice. Ne continuez que si vous êtes en mesure de maintenir une ligne allongée.


## 6. Les questions

Il s'agit de la partie la plus importante de l'exercice de Formule, car des commentaires sont nécessaires. En utilisant le retour d'information, nous "réarrangeons" l'exercice pour produire de meilleurs résultats si nécessaire. Une fois que les cinq principes précédents de la formule ont été mis en œuvre de manière systématique, il reste la partie finale et la plus importante de l'équation. Cependant, après avoir évalué et corrigé mentalement un mouvement, il est possible d'améliorer la technique. Votre performance peut être évaluée de plusieurs façons. En revenant à la formule, la question suivante vous aidera à corriger le mouvement :

Où pensez-vous que l'exercice fonctionne et à quel niveau (selon ce qui s'applique à l'exercice) sur l'échelle de travail ou sur l'échelle d'étirement ? Vous saurez que le mouvement ne fonctionne que dans les groupes de muscles prévus à cet effet. Il existe de nombreux domaines où les choses peuvent mal tourner. La règle est la suivante : ne le faites pas si vous ne vous sentez pas à l'aise ou si vous avez mal !

Le bon sens doit toujours dicter les mesures à prendre. Les domaines les plus importants à aborder sont énumérés dans la section ci-dessus. Il ne s'agit en aucun cas d'une liste exhaustive, mais à titre de référence, elle vous permettra de comprendre comment bouger les muscles correctement et en toute sécurité. En suivant ces conseils, vous aurez une meilleure conscience de votre corps en mouvement et vous pourrez l'écouter lorsqu'il vous parlera.


## CONSCIENCE DU CORPS ET POSTURE

Apprendre à connaître son corps est un point de départ important pour un programme de Pilates ou d'autres exercices. Au fur et à mesure que l'on évolue physiquement, des habitudes physiques se développent également. Certaines d'entre elles, comme le fait de soulever des objets d'une certaine manière, peuvent avoir pris des années à se développer. Quelle qu'en soit la raison, notre corps préfère emprunter le chemin de moindre résistance lorsqu'il accomplit une tâche. Notre subconscient intègre ce chemin. Il est stocké pour référence future dans nos banques de mémoire lorsque nous effectuons les mêmes mouvements ou des mouvements similaires. Lorsque nous effectuons de nombreux mouvements de la vie quotidienne, notre corps essaie automatiquement de nous tromper.

Beaucoup de ces mouvements, comme le fait de marcher avec la voûte plantaire inclinée vers l'intérieur (pronation), peuvent être incorrects. Cela peut expliquer pourquoi certaines personnes souffrent de maux de tête et d'autres de douleurs lombaires. Pourtant, la plupart d'entre nous ne savent pas qu'un tel mouvement peut être à l'origine de nos symptômes.

Comprendre et corriger les plus petits déséquilibres et les positions incorrectes du corps permet d'éliminer un grand nombre de douleurs légères ou importantes auxquelles nous sommes habitués.

Vous pouvez mieux comprendre votre être physique en étant plus conscient de votre corps et de l'espace dans lequel il se déplace.

Au début, il peut être difficile d'identifier mentalement et de sentir les différentes parties de votre corps sans avoir à les bouger. Cependant, lorsque vous y parvenez, vous comprenez plus facilement comment bouger correctement. Cela a pour effet d'augmenter vos réflexes physiques et mentaux, de vous permettre de mieux évaluer les distances, de contrôler l'effort que vous fournissez dans les tâches physiques et d'atténuer le stress physique et l'anxiété mentale.

Comprendre son corps, c'est aussi l'écouter lorsqu'il réagit à des situations défavorables. Cela ne signifie pas qu'il faille le pousser à bout lorsque vous pensez pouvoir faire un travail, mais que vous savez que vous avez encore de petits doutes sur le plan physique. Au fur et à mesure que vous développez votre corps grâce à un tel programme, vous pouvez commencer à réaliser que vos mouvements sont négligés et inefficaces si vous ne vous concentrez pas correctement sur votre mental. Il est important de comprendre que si votre corps a exécuté correctement plusieurs répétitions possibles d'un mouvement et que la répétition supplémentaire n'est pas à la hauteur, vous ne devez pas continuer avec les répétitions restantes.

N'importe quel nombre de mauvais mouvements vaut un mouvement parfaitement exécuté. Plusieurs concepts clés sont essentiels pour un contrôle simple de l'entraînement et l'obtention de résultats bénéfiques. En voici quelques-uns :

- Prolongez l'exercice si vous pensez être allé au bout de vos possibilités !

- Il faut être précis pour être formidable.

- Rotation à partir de la cage thoracique.

- Déplacez les omoplates dans la poche (vers le coccyx).

- S'il n'est pas aligné, alignez-le.

- Faites travailler le muscle même quand il ne semble pas travailler.

- La relaxation complète le mouvement.

- Une respiration plus profonde permet d'activer la couche la plus profonde des muscles abdominaux (le muscle transversal de l'abdomen).

- Le corps suit le mouvement des yeux.

- Travaillez le muscle le plus proche de l'articulation en mouvement.

## LE TORSE PARFAIT POSTURE (PTP)

En vous allongeant ou en vous étirant tout au long du mouvement, vous aurez davantage l'impression de faire travailler tous les muscles, en particulier les petits muscles inutilisés, lorsque vous bougez les membres ou toute autre partie du corps. Pour faire cela avec le torse et obtenir ce que j'appelle la pose du torse parfait, suivez les étapes énumérées ci-dessous :

1. Engager le noyau de la ligne B (du tronc).

2. Garder les côtes allongées sur les côtés (latérales), loin des hanches.

3. Pressez les omoplates vers le coccyx (que nous appellerons la "poche").

4. S'allonger en passant par le sommet de la tête, puis laisser tomber le coccyx jusqu'au sol.

5. En position couchée sur le dos (pliée aux genoux ou avec les jambes en l'air plutôt qu'à plat sur le sol), décomprimez la colonne vertébrale en allongeant les hanches pour les éloigner des côtes.


## L'ÉTABLISSEMENT D'UNE POSTURE CORRECTE

### Positions des pieds

Votre position commence avec vos pieds. Les pieds font partie intégrante de chaque exercice. Il ne faut pas les considérer uniquement comme des accessoires au bout de nos jambes, les pieds travaillent en permanence. Ils ne doivent en aucun cas se balancer et être laissés sans surveillance. Lorsque vous êtes debout, imaginez que chacun de vos pieds soit comme un trépied. Si vous conservez cette charge égale lors de la rotation du reste du corps, vous aurez l'impression d'être ancré au sol. C'est ainsi que l'on obtient un élément clé d'une bonne posture.

Travaillez comme décrit ci-dessous les abdominaux, en maintenant les jambes tendues mais non verrouillées. Adoptez la posture du torse parfait. Les orteils sont pointés en position de pointe, l'articulation entre le gros orteil et le deuxième orteil étant alignée avec le centre de la rotule.

Cette ligne de force empêche l'inversion (rotation vers l'intérieur, voir figure 33) ou l'éversion (rotation vers l'extérieur) du pied. L'étirement doit être ressenti sur la pointe du pied et, au lieu d'une crampe au niveau des orteils, vous ressentirez une sensation d'allongement. Toute tentative d'étirement au-dessus des orteils peut provoquer des crampes au niveau de la voûte plantaire. Si cela se produit, pointez les pieds doucement.

Appuyez sur les talons aussi loin que possible pour obtenir une position de flexion ou de dorsiflexion. Les orteils doivent être rapprochés des genoux sans être recourbés vers l'arrière. Si les orteils ont tendance à se recroqueviller, ramenez les boules des pieds vers vous. Cela peut demander un peu d'entraînement. Si les mollets sont excessivement tendus lorsque vous fléchissez les pieds, étirez-les avant de poursuivre le reste du programme.

**Tonification**

La plupart des femmes souhaitent tonifier les zones musculaires suivantes :

- Le dos des bras

- Section abdominale située sous le nombril

- L'extérieur des hanches

- Le dos des cuisses

La plupart des hommes s'intéressent principalement à la tonification de l'ensemble de la section abdominale. Si nous parvenons à maintenir la tonicité des muscles, il y aura moins de risques que des dépôts graisseux se forment dans ces zones. Par exemple, combien de fois trouve-t-on des dépôts graisseux à l'avant des cuisses ? Parce que nous conduisons, montons les escaliers, faisons du jogging ou courons en permanence, les muscles des quadriceps n'ont jamais l'occasion de se reposer. Il n'est donc pas nécessaire de se préoccuper de la tonification de ce groupe.

En revanche, dans nos activités quotidiennes normales, les fesses ne sont généralement pas maintenues fermes. Par conséquent, les muscles présents se relâchent et nécessitent un travail supplémentaire pour les remodeler et leur donner la taille ou la forme souhaitée.

Le fait de serrer les fesses comme si elles saisissaient un billet de 100 dollars n'est pas essentiel au maintien d'un bon tonus et peut finir par entraîner une augmentation du volume des fesses ainsi qu'une tension dans le bas du dos. Il est préférable de pincer légèrement les fesses en position debout, comme si vous teniez un billet d'un dollar entre vos "joues". Une autre méthode pour tonifier cette partie du corps est décrite dans la sous-section suivante.


**La marche avec les genoux pliés**

Marchez en pliant légèrement les genoux lorsque le pied avant touche le sol afin de réduire les tensions dans le dos et de tonifier les fesses. Il faut parfois un certain temps pour s'habituer à cette pratique, qui peut sembler peu naturelle. Tout d'abord, marchez normalement et placez vos mains sur vos fesses. Sont-elles fermes ou flasques ? Ensuite, marchez sur le genou avant en décrivant une petite courbe, comme si vous vous approchiez de quelqu'un (c'est-à-dire que vous posez d'abord le talon, puis, comme d'habitude, vous roulez vers l'avant jusqu'à la pointe du pied). Utilisez vos mains pour sentir la différence dans la connexion des muscles fessiers. Lorsque vous descendez les escaliers, vous pliez les genoux, alors pourquoi ne pas le faire lorsque vous marchez sur une surface horizontale ? Marcher de cette façon vous permettra de:

- éliminer les tensions dans l'articulation du genou, car le genou est utilisé comme un ressort plutôt que comme une articulation bloquée par l'action ;

- éliminer le stress lombaire en empêchant la jambe entière de se coincer dans l'orbite de la hanche ;

- éliminer les secousses dans la colonne vertébrale.

Reprenez votre démarche normale après trente à quarante pas de marche avec les genoux pliés et remarquez la différence. Sentez-vous votre talon heurter le sol ?


## Le centre (abdominaux)

Le centre du corps est défini comme la zone située entre les côtes et les hanches, qui comprend les muscles de l'avant, de l'arrière et des côtés. Il comprend les quatre groupes d'abdominaux, ainsi que les muscles du dos (quadratus lumborum) et de chaque côté de la colonne vertébrale (muscles érecteurs de la colonne vertébrale). Les abdominaux aident à maintenir le corps tendu vers l'arrière. Ils contribuent également à la rotation du torse.

Il est facile d'illustrer leur rôle dans le maintien de la posture : laissez vos muscles abdominaux se relâcher. Remarquez ce qu'il se passe dans votre posture : vous commencez à vous affaisser. Les épaules se déplacent de plus en plus vers l'avant, le bas se cambre vers l'arrière et le corps se raccourcit. Une posture affaissée peut entraîner une réduction de la capacité respiratoire, car les poumons sont écrasés. Asseyez-vous maintenant bien droit sur vos os, sans courber le dos. (Lorsque vous vous asseyez aussi droit que possible sans cambrer le dos, sentez-vous les deux os sur lesquels vous êtes assis dans vos fesses ? C'est ce que l'on appelle les "os de l'abdomen".) Remarquez que votre ventre se rapproche de votre colonne vertébrale en même temps. Les muscles du bas du dos s'engagent également pour redresser le dos. Cela vous permet non seulement de vous asseoir plus haut, mais aussi de soutenir le dos et de le soulager de la pression qu'il subit.


## Position couchée sur le dos

Placez un tapis sur le sol et allongez-vous sur le dos, les pieds tendus et joints, les mains détendues sur les côtés. Vous remarquerez une cambrure dans le bas du dos (colonne vertébrale neutre). Si la position est trop inconfortable, pliez très légèrement les deux jambes. Placez votre main entre votre dos et le sol dans l'espace, et engagez la ligne B du tronc. Sentez-vous les muscles abdominaux s'engager ? (ne poussez pas vos pieds et ne basculez pas votre bassin vers le plafond).

Retirez votre main et maintenez le tronc engagé. Sentez-vous à quel point vous travaillez la région abdominale en profondeur ? Vous pouvez même avoir l'impression que le dos appuie sur le sol (colonne vertébrale stable). C'est une façon d'identifier et de sentir le "centre". C'est la zone d'où émergent toutes les forces contrôlées et les mouvements fluides.

**NOUS ALLONS PASSER EN REVUE LA FAÇON DONT LA COLONNE VERTÉBRALE STABLE S'ENGAGE.**

Décomprimez d'abord la colonne vertébrale, puis allongez les hanches en les éloignant des côtes. Appuyez maintenant le sacrum et les parties lombaires du bas du dos sur le sol, comme si vous appuyiez sur deux pièces de monnaie ; faites-le sans basculer le bassin. C'est la stabilité de la colonne vertébrale.

Avoir l'impression que le dos n'est pas à plat sur le sol, alors que le dos n'est pas à plat, est une erreur courante. L'objectif de la position "colonne vertébrale stable" est de soutenir le dos lorsque la colonne vertébrale est dans une position stable, dans laquelle les hanches ne sont ni inclinées, ni étendues pour cambrer le dos.


**Le cou**

Ne laissez pas le cou se cambrer lorsque vous êtes allongé sur le dos, car cela resserre ses muscles et projette le menton vers l'avant. Allongez le sommet de la tête pour étirer les muscles du cou et améliorer les muscles posturaux de la région thoracique/cervicale. Les yeux doivent être légèrement dirigés vers l'avant, des yeux vers le plafond, en formant un angle avec une ligne verticale imaginaire.

Les tensions au niveau du cou (et des épaules) peuvent entraîner une mauvaise posture et de graves maux de tête. Les trapèzes et les muscles du col de l'utérus tendus font pencher le menton vers l'avant et créent une cambrure du cou. Pour créer un effet de levier musculaire positif, appuyez les omoplates sur la poche et tirez lentement la pointe du menton vers le bas, très légèrement vers la cage thoracique, puis vers le mur derrière vous, allongeant ainsi le sommet de la tête vers le plafond. Le menton ne doit pas s'écraser sur la poitrine. Sentez-vous l'étirement de la nuque ? Cette sensation peut même s'étendre vers les omoplates et le haut du dos.


**Assis**

La plupart des gens ont tendance à s'affaisser lorsqu'ils sont en position assise. Au contraire, la posture du torse parfait s'engage lorsque vous êtes assis. Votre colonne vertébrale ressemble à une tige. Cette tige est parfaitement droite, perpendiculaire au sol et passe par le sommet de votre tête à partir de la base de votre colonne vertébrale. Imaginez maintenant que, tandis que vos hanches restent ancrées au sol, votre torse glisse le long de la tige et engage la ligne B du tronc. Le corps est droit et le dos n'est pas voûté. Si vous deviez vous asseoir droit devant vous avec vos jambes, toute voûte derrière vous disparaîtrait immédiatement. Si vous êtes dans cette position et que vous essayez de créer une cambrure dans votre dos, vous solliciterez sans aucun doute vos muscles dorsaux.

## Épaules

La tension du cou et des épaules est un problème commun à la plupart des gens, qu'ils fassent de l'exercice ou non. Cette tension est causée par un resserrement des muscles du trapèze. Souvent, lorsque nous ressentons un choc soudain ou une réaction presque défensive, notre bras, nos épaules et notre cou sont automatiquement nerveux. Lorsque nous soulevons des objets, nous courbons les épaules même si nous tenons un bébé sur la hanche. Puis, lorsque nos amis nous frottent le cou ou l'épaule, ils commentent à quel point ces muscles sont "durs comme de la pierre".

Les tensions dans le cou et les épaules peuvent être causées par des situations aussi diverses que le fait de rester assis toute la journée devant une machine à écrire ou de penser au résultat d'un examen. La tension raccourcit le groupe musculaire, comme c'est le cas pour toute tension musculaire, ce qui a pour effet de courber (et d'arrondir légèrement) les épaules et de cambrer le cou. Asseyez-vous en position verticale, les mains derrière la tête, et courbez les épaules pour inverser le processus. Maintenant, laissez les épaules se relâcher doucement en pressant les omoplates l'une contre l'autre et aussi fort que possible sur le sol, tout en allongeant le sommet de la tête jusqu'à la pointe. Cela a pour effet d'ouvrir la poitrine et de permettre aux muscles pectoraux qui roulent les épaules vers l'avant de se relâcher légèrement. Cela peut également provoquer une certaine gêne, car les muscles se connectent entre les omoplates. Faites ce mouvement plusieurs fois et, à chaque fois, vous sentirez la tension se relâcher davantage.

Une autre façon de ressentir le relâchement de la tension est de placer les mains sur les épaules (main droite sur l'épaule droite, main gauche sur l'épaule gauche), ou d'ouvrir largement les coudes. Sentez la tension du muscle (le trapèze supérieur) ici avec vos doigts, car il reste dans une position contractée. En gardant vos doigts en place, tirez vos coudes l'un devant l'autre et sentez la tension du muscle se relâcher. Il est préférable de garder les coudes ensemble plutôt que de les ouvrir complètement.

Une autre méthode consiste à s'asseoir à hauteur des genoux, les bras écartés du corps, en allongeant le bout des doigts. Le cou et les épaules peuvent déjà être tendus. Reculez-les autant que vous le pouvez. Notez que le menton a tendance à se projeter vers l'avant ? Concentrez-vous maintenant sur les points suivants :

1. Pressez les omoplates dans la poche, en poussant un profond soupir.

2. Allonger davantage votre corps par le bout des doigts.

3. Faites pousser vos hanches aussi haut que possible.

Répétez le mouvement en vous courbant autant qu'avant, de 10 %. Effectuez ensuite la procédure de relâchement ci-dessus et maintenez-la en respirant normalement pendant vingt secondes. Répétez le mouvement quatre fois de plus, puis posez vos mains le long du corps. Vous sentez-vous plus grand ? Et détendu ? Votre corps vous semble-t-il plus léger ? Vous sentez-vous plus détendu mentalement ? Vous pouvez utiliser le contrôle positif des muscles pour annuler les effets de la tension physique et mentale en contractant les muscles opposés à ceux qui créent automatiquement de la tension (dans ce scénario, vous contractez les muscles rhomboïdes entre les omoplates pour contrer les muscles pectoraux de la poitrine, qui génèrent des épaules arrondies et une posture affaissée).

**Impression et décollement**

La colonne vertébrale étant le point central des mouvements du reste du corps, il est important de la garder souple et forte. Lorsque vous vous levez du sol ou que vous vous allongez, le mouvement de la colonne vertébrale doit ressembler à l'empreinte d'une colonne dans du sable mou. Sans mouvements brusques ou saccadés, chaque vertèbre doit être déplacée une à la fois lorsque vous soulevez ou abaissez le torse vers ou depuis le sol. Certaines analogies peuvent vous aider à y parvenir :

1. Imaginez que la colonne vertébrale soit comme un collier de perles que l'on abaisse (ou que l'on soulève) une à une.

2. Imaginez que votre colonne vertébrale soit collée au périmètre d'une roue ; comme la roue tourne sans à-coups, chaque vertèbre se déplace une à la fois, que vous fassiez une empreinte ou que vous vous décolliez du sol.

# MOUVEMENTS DE BASE DE LA MÉTHODE PILATES

Si vous n'êtes pas un adepte de la méthode Pilates, vous pouvez peut-être balayer du revers de la main l'ensemble du catalogue des mouvements centraux de cette modalité de remise en forme. Mais c'est une erreur, car tout le monde - quel que soit le mode de transpiration choisi - peut bénéficier de quelques exercices de base de Pilates. Au fond, cette pratique exige une plus grande agilité physique et devrait être pratiquée par chacun d'entre nous un peu plus souvent.

"Avec le Pilates, nous faisons notre travail de manière excentrique, ce qui revient à dire que nous courons dans le temps", explique Amy Jordan, créatrice de Wundabar Pilates. Avec ce type d'entraînement, par opposition à un muscle "moteur principal", vous recrutez vos stabilisateurs et vos biceps, vos quadriceps et vos fessiers. "En Pilates, vous étirez vos muscles lorsque vous les sculptez. Il s'agit de savoir comment vous travaillez et comment votre réussite s'améliore dans certaines séances d'entraînement. Il faut considérer les "muscles de course", comme une lampe, comme des muscles que l'on peut déclencher par la pensée", explique Jordan. Les "stabilisateurs" sur lesquels travaille la méthode Pilates sont comme un interrupteur à gradation parce qu'ils nécessitent un peu plus de temps et s'appuient sur le ventre transverse [un muscle profond] ou le multifidus [dans la colonne vertébrale].

Elle explique que ces "variateurs de vitesse" aideront les gens à défendre leur corps contre les blessures en leur permettant d'utiliser leurs muscles stabilisateurs pour effectuer des mouvements plus amples. Par exemple, tiré directement du cours de Pilates de Jordan : l'utilisation de l'intérieur de la cuisse pour soulever les pieds du ciment permet de faire bouger les muscles du plancher pelvien jusqu'au transverse de l'abdomen (au lieu d'attraper seulement l'arrière du pied). Le Pilates est la clé qui permet de déclencher l'ensemble du corps à partir des profondeurs en une seule fois. Et qui n'en voudrait pas un peu plus, quel que soit le pas qu'il fait ?

Voici cinq exercices de base de la méthode Pilates que tout le monde peut faire :

## 1.  *Planche*

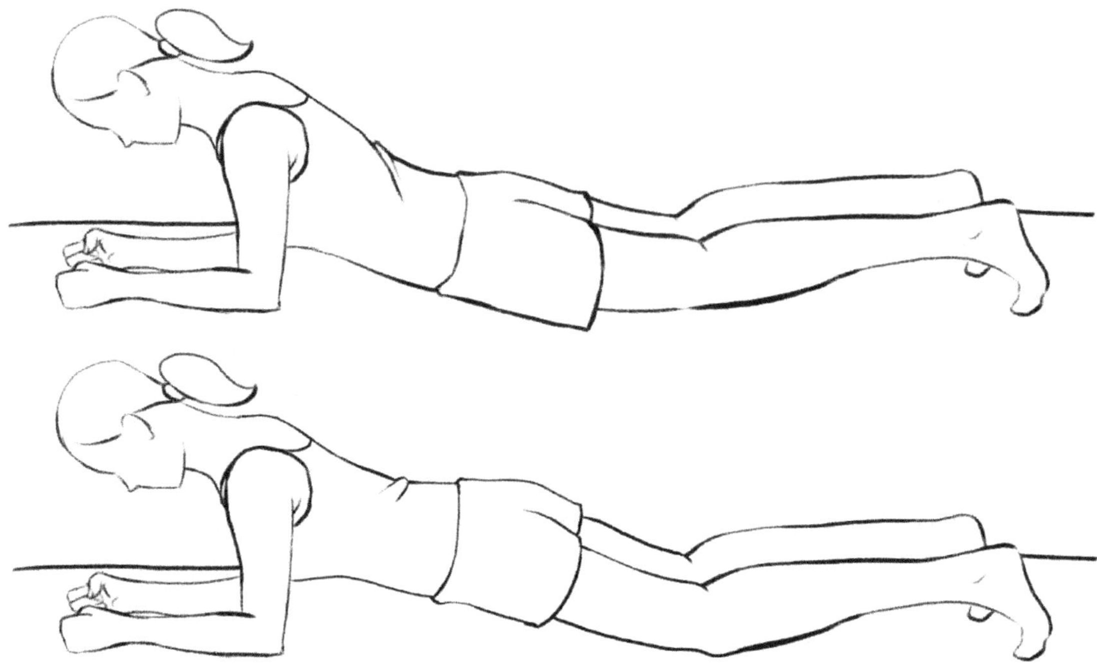

Cela ne vous surprendra certainement pas, car la planche est l'un des exercices les plus sûrs qui existent. Construisez la diagonale la plus forte, des épaules à la pointe des orteils, avec les mains à la largeur des épaules et les pieds parallèles. Dessinez votre nombril en diagonale entre les omoplates, élargissez les os du cou à chaque inspiration et soulevez votre tronc pour ouvrir l'espace entre les omoplates. Laissez tomber les os extérieurs de la hanche pour déclencher la chute du milieu, sans serrer les fesses. Maintenez cet exercice pendant une minute.

## 2. *Poumon + bras*

Tenez-vous debout, à une distance de 4 à 6 pouces les uns des autres et parallèlement aux genoux. Inspirez, faites un pas avec votre pied gauche et transférez le poids sur les quatre coins de votre pied gauche. Cela permet de soulever le bon pied. Pliez les deux genoux vers le bas tandis que votre torse s'abaisse. Laissez votre genou gauche glisser vers la droite sur votre cheville et reliez-le aux 1er et 2e pieds. Inspirez en remontant le corps à partir des genoux de manière à vous élever jusqu'aux épaules sur les deux jambes droites. Expirez et descendez dans les poumons afin de " résister " à l'intérieur des cuisses comme deux puissants aimants. Inspirez et poussez les côtes du bassin et posez comme une paire de ciseaux à l'intérieur des cuisses serrées et montantes. Faites-en douze sur toutes les mains. Vous devez attacher de minuscules moignons au grand "T" de chaque main pour pomper de façon cardiovasculaire.

### *3. Ski alpin*

Commencez en position de planche et expirez vers l'arrière derrière votre bras tandis que vos genoux se courbent vers la gauche - skiez vers l'arrière. Inspirez et expirez de la poitrine, penchez-vous vers la droite. Lorsque vous faites un pas en arrière, expirez. L'astuce consiste à placer une petite balle quelques centimètres au-dessus du genou, ou entre les genoux, pour mieux toucher l'intérieur des cuisses. Faites-en douze à quatre mains.

### *4. Croisé*

Posez vos jambes sur la table, les mains sous la base du crâne. Allongez-vous sur le dos. Soulevez lentement la tête, le cou et les épaules en formant une boucle peu profonde et maintenez-les plus longtemps de chaque côté de la moelle épinière. Inspirez lorsque votre côté droit se détache de la surface et que vos côtes se déplacent sur le côté. La jambe droite est inclinée pendant que vous tournez. Expirez, la tête et les épaules se déplacent vers le milieu. Lorsque la lame se détache du sol du côté droit, elle se déplace vers la droite et s'étire en diagonale sur la hanche gauche. Ne touchez pas votre genou avec votre coude - considérez maintenant, le corps long de la main. Faites-en douze sur toutes les mains.

### *5. Ponts sur une jambe*

Placer les jambes pliées sur le sol tout en vous posant sur le dos ; les pieds à plat aimantés l'un à l'autre sur le sol à l'extérieur. Prenez un petit poids avec vos bras tendus vers le haut de chaque côté. Expirez vos hanches du sol, en suivant lentement le reste de la colonne vertébrale, pour faire rouler le bassin comme une roue dentée vers votre nombril. Déplacez votre poids jusqu'à ce que vous vous trouviez dans le bas du dos, dans un pont sans cerceaux sur les cuisses. Inspirez, gardez les genoux joints et tendez la jambe droite à un angle de 45°. Saisissez-la et expulsez-la avant que les mains ne flottent au-dessus du béton, tandis que les deux bras s'étendent sur les côtés en décrivant une douce courbe. Inspirez lorsque les épaules se courbent jusqu'à une inclinaison de 90 degrés. Les coudes flottent au-dessus du béton. Expirez pour descendre progressivement vers le bassin à partir de l'arrière du cou. Réduisez les écarts à l'intérieur de vos vertèbres pour atteindre plus de durée, en ajoutant qu'un mouvement impliquerait que les deux pieds soient à plat sur le sol. Faire 4 fois.

# PRINCIPES DE LA MÉTHODE PILATES

Outre sa capacité à tonifier le corps, la méthode Pilates est peut-être mieux connue pour ses six principes directeurs.

Dans ce contexte, vous serez peut-être étonné de découvrir que Joseph Pilates, l'homme qui a développé la technique, n'y a pas vraiment pensé.

Les six principes de la méthode Pilates (respiration, concentration, contrôle, précision, centre et fluidité) ont été établis par les élèves de Joseph. Ils ont condensé ses théories en six idées simples afin de rendre sa méthode accessible aux futures générations d'étudiants.

En raison de la manière dont ces six concepts interviennent, il existe une certaine controverse au sein du groupe Pilates quant aux titres et au nombre de ces concepts.

Cependant, la plupart des enseignants s'identifient aux six concepts de base, même s'ils sont souvent liés à des choses différentes !


## Le Pilates aujourd'hui et les six principes

Notre compréhension des structures de la vie humaine et du corps en mouvement a évolué de manière impressionnante depuis que Joseph a commencé à enseigner dans les années 1920.

Pendant cette période, la mise en œuvre de la méthode Pilates a évolué.

En plus d'être utilisé pour améliorer la condition physique des participants, le Pilates est maintenant souvent une ressource clé pour le rétablissement des personnes gravement blessées. Cela implique parfois une modification radicale des exercices et un écart par rapport au répertoire !

Cela dit, et compte tenu de toutes les avancées scientifiques, le Pilates d'aujourd'hui reste largement fidèle à ces six piliers de base.

L'évidence, est que Joseph était un homme en avance sur son temps.

Nous examinons ici ces six concepts de manière plus approfondie. Nous les comparons à la recherche et clarifions ce qu'ils signifient pour nous à Full Pilates.

## *Les 6 règles du Pilates :*

**1.** Se détendre

Penser à Pilates, et l'image de l'incroyable respiration intérieure et de l'expiration de la pratique des "centaines" vous rappelle souvent quelque chose.

Il n'est donc pas surprenant que la "respiration" ait été l'un des aspects les plus importants de la méthode Pilates pour Joseph.

En effet, il aurait déclaré : "La respiration est le premier acte de la vie, et le dernier, il faut donc avant tout, est d'apprendre à respirer correctement".

Chez Full Pilates, la relaxation est aussi importante pour nous qu'elle l'était pour Joseph. Quoi qu'il en soit, aujourd'hui, grâce à des révélations logiques, nous comprenons précisément pourquoi il est si essentiel de respirer admirablement.

De mauvaises habitudes respiratoires peuvent avoir un impact sur n'importe quelle partie du corps, qu'il s'agisse d'aggraver les troubles de l'attitude ou de nuire à la santé de notre plancher pelvien. Les améliorer peut aussi changer radicalement notre bien-être.

Nos rythmes respiratoires peuvent également influencer notre capacité à voyager.

Essayer de courber le corps avec une bouffée d'air ne vous mènera nulle part. Il suffit de respirer lentement et pleinement, et le diaphragme peut vous aider à voyager sans effort.

Une respiration rapide peut également aider à stimuler ces muscles profonds, importants mais difficiles à atteindre, lors d'exercices abdominaux.

On ne saurait trop insister sur les effets comportementaux de modèles de relaxation sains, comme l'ont démontré les recherches récentes sur la pleine conscience et la méditation.

L'inhalation rapide et graduelle envoie des messages au cerveau pour qu'il se refroidisse. Cela implique que les habitudes de relaxation saine acquises par le Pilates contribueront à une réduction de la tension.

Notre bien-être physique et mental est étroitement lié.

Il n'est donc pas étonnant de constater que l'apprentissage d'une bonne respiration est un élément essentiel pour permettre aux gens d'atteindre leurs objectifs. Qu'il s'agisse de la guérison de blessures ou de l'amélioration de la santé physique.


**2. La concentration**

Quiconque a déjà suivi un cours de Pilates doit savoir que ce type d'exercice exige une concentration totale. Essayez de faire tournoyer vos jambes en l'air tout en gardant votre bassin immobile et vos épaules détendues. Vous avez compris.

Néanmoins, pour Joseph, la "concentration" ne se limite pas à l'engagement nécessaire à l'exécution efficace de chaque exercice.

En réalité, il estimait qu'il était important que ses élèves se concentrent constamment sur les activités de leur corps afin qu'ils puissent profiter des avantages mentaux et physiques de la méthode Pilates.

**En bref :**

Là encore, Joseph semble avoir été en avance sur son temps.

Grâce au nouveau flot d'études cliniques sur la pleine conscience et la méditation, nous savons désormais que ce type d'"action consciente" soulage la tension, la pression artérielle et nous aide à mieux contrôler la douleur.

Le fait de se concentrer sur son corps lors des exercices de Pilates - plutôt que de se préoccuper de ce que l'on a mangé au petit-déjeuner - a souvent d'autres avantages.

En gardant l'esprit au sol, vous pouvez commencer à savoir où vous allez et sur quels muscles vous vous concentrez. La conscience de votre corps s'en trouvera accrue, ce qui vous aidera à devenir plus efficace dans vos mouvements quotidiens, qu'il s'agisse de rester assis à votre bureau ou de courir un semi-marathon.

Chez Full Pilates, nous considérons que cette prise de conscience du corps est un moyen idéal pour apprendre à se détendre et à renforcer ses muscles.

La méthode Pilates est souvent associée à l'idée de "sucer" les abdominaux ou de "rouler" les planchers pelviens, mais nous sommes d'accord pour dire qu'il est tout aussi essentiel d'apprendre à s'extraire, à se détendre et à lâcher les ordres pour améliorer le bien-être physique général.


**3. Le noyau**

La théorie du noyau est liée au principe du "powerhouse" dans la méthode Pilates.

Pour Joseph, cette zone était un rectangle couvrant le centre du corps, depuis les épaules jusqu'à la base des articulations des hanches, de l'avant jusqu'à la base du dos. C'est à partir de cette "boîte" que les exercices du répertoire Pilates doivent être exécutés.

Pour contrôler cette région, les enseignants peuvent vous demander de "rentrer" ou de "creuser" vos abdominaux.

Bien que ces signes soient prononcés avec les meilleures attentes (pour attirer votre centre, tonifier vos abdominaux et sécuriser le bas de votre dos), ils peuvent réellement avoir un effet négatif sur le corps.

**En bref :**

Grâce à l'évolution de la recherche - comme cette analyse sur la façon dont la tentative de soulever le plancher pelvien vous pousse à l'abaisser - nous comprenons aujourd'hui que ces signaux ne sont pas toujours très efficaces.

Seule l'action de votre diaphragme sera entravée par la mobilisation de vos muscles abdominaux. Il n'y a donc pas de six pack qui en vaille la peine.

Le concept d'activation du tronc a souvent évolué de manière fondamentale au fil du temps. Nous réalisons maintenant que les muscles ont besoin de se détendre et de se contracter - également tout au long de la séance de Pilates.

Pour de nombreuses personnes qui se remettent d'un traumatisme, sortir d'une situation de blocage est également un aspect essentiel de la guérison et est presque aussi crucial que de se donner du courage.

En adoptant de bonnes habitudes respiratoires qui vous aident à vous attacher à votre tronc, vous pouvez créer une base souple et stable pour vos mouvements, sans serrer, aspirer ou vous arc-bouter.


## 4. Puissance

Le Pilates s'appelait à l'origine Contrology, il n'est donc pas étonnant que l'une de ses idées clés soit le "contrôle".

Joseph a mis l'accent sur l'importance de contrôler intentionnellement chaque développement et tous les aspects du corps lors de l'exécution de la collection Pilates.

Il a également conçu les appareils de Pilates dans ce but précis. Une régulation complète du corps est nécessaire pour que les poulies et les ressorts des machines glissent en douceur.

Mais pour lui, le pouvoir ne se limite pas au corps.

Romana Kryzanowska, l'une de ses premières élèves, a déclaré un jour : "Le Pilates est une affaire de relaxation, de puissance et d'énergie. La puissance est l'élément le plus important, car elle fait appel à l'esprit.

Comme pour les autres valeurs, Joseph demande à ses élèves d'établir une amitié entre l'esprit et le corps.

Pour ce faire, il prétendait que les personnes du cours Pilates devaient exercer le pouvoir du subconscient afin de produire des mouvements similaires dans le corps.

**En bref :**

Nous utilisons ce concept dans Full Pilates pour aider les gens à se reconnecter à leur corps.

Ceci est particulièrement important pour les clients qui pensent que leur corps est déséquilibré en raison de blessures, de maladies, de maternité ou d'années d'inactivité.

En acquérant ce degré de contrôle grâce au Pilates, nos clients trouvent souvent des façons nouvelles et plus efficaces de voyager.

Et ce ne sont pas seulement les enfants qui le prétendent. Il y a des preuves à l'appui.

En ce qui concerne l'apprentissage de toutes les nouvelles capacités de mouvement, les séances d'entraînement Pilates les "câblent en douceur" dans le cerveau, ce qui garantit qu'il s'agit toujours d'un effort délibéré. Avec le temps, ils sont "câblés" dans le cerveau et deviennent automatiques.

Je m'adresse aux personnes en convalescence après une blessure : apprenez à réguler votre activité par le Pilates, et progressivement ces cycles d'activité réguliers peuvent devenir un aspect normal de votre vie.

Il en va de même pour ceux qui cherchent simplement à stimuler leur corps et leur esprit en faisant des exercices de Pilates plus avancés.

La prochaine fois que vous serez suspendu à l'envers à un appareil étrange, rappelez-vous que c'est pour recâbler votre cerveau.


**5. Précision**

Contrairement à d'autres activités physiques, le Pilates vous permet de marcher d'une manière très spécifique et cohérente.

Les enseignants de l'approche de Joseph recherchent également les formes et les modèles d'expression produits par le corps. Pour ce faire, ils procèdent à des nouages et à des redressages sans équivoque pendant le cours, les éducateurs attirant régulièrement l'attention sur les muscles et les os qui devraient fonctionner à un moment ou à un autre.

Joseph a affirmé que l'accent mis sur les bonnes pratiques et l'action permettait à ses élèves d'abandonner les comportements négatifs actuels et de savoir comment marcher d'une manière différente.

**En bref :**

Nous sommes tout à fait d'accord avec Joseph pour dire que la méthode Pilates permet de rééduquer le corps par le mouvement.

Notre objectif chez Full est d'utiliser les dernières recherches pour vous faire avancer de la manière la plus efficace possible. Et, même si nous ne recherchons pas le plus beau "Teaser", nous voulons de la précision dans l'exécution de chaque exercice.

La précision est liée au fait de savoir comment démarrer et effectuer des développements à partir de l'élément approprié de votre système de vie, d'une manière qui nécessite le degré d'effort approprié.

La science démontre que la réitération d'activités dans ce sens permet au développement de devenir naturel.

Ainsi, dès que le corps est enveloppé dans ces exercices de Pilates, des activités plus larges - bouger, s'accroupir, sauter - deviennent instantanément réalisables.

## 6. Flux

L'un des principaux objectifs de la méthode Pilates est d'inciter le corps à se mouvoir avec aisance et facilité, même dans les situations les plus éprouvantes.

Étant donné que plusieurs des premiers clients de Joseph Pilates étaient des élèves de ballet, il n'est pas surprenant que l'accent soit mis sur une danse élégante et gracieuse.

### En bref :

Pour nous, à Full, la fluidité implique une facilité de déplacement, tant à l'intérieur qu'à l'extérieur de la pièce.

Nous ne nous préoccupons pas outre mesure de votre beauté sur l'équipement - même si c'est toujours agréable à voir. Nous nous concentrons plutôt sur la réalisation d'un travail corporel optimal sur le plan biomécanique.

Cela dit, le "flux" est toujours vraiment nécessaire pour que nous puissions observer.

La possibilité d'effectuer sans effort des mouvements nécessitant la gestion de différentes parties du corps indique que le corps comprend désormais instinctivement ce qu'il doit faire.

Cela nous montre que tous ces innombrables signaux ont porté leurs fruits, car vous savez maintenant quand exercer votre énergie, quelle quantité est correcte et d'où vient chaque action.

Le plus important pour nous, c'est que vous serez prêt à réaliser des performances moyennes - ou exceptionnelles si vous êtes l'un de nos clients athlètes - si vous avez un enfant ou si vous prenez un haltère de 100 kg dans le gymnase, en toute sécurité et de manière efficace.

Si vous êtes comme nous, c'est une incitation plus que suffisante pour nous inciter à retourner dans la salle de Pilates.

# EXERCICES D'ÉCHAUFFEMENT ET DE RÉCUPÉRATION

Les activités d'échauffement centrent le corps et l'esprit, vous reliant à votre puissance et établissant la conscience nécessaire pour tirer le meilleur parti de votre pratique du Pilates. L'échauffement active les groupes musculaires essentiels pour préparer le corps, mobilise doucement la colonne vertébrale et commence à générer de la chaleur dans le corps. Les exercices vous permettent de laisser tomber les distractions et de vous concentrer sur vous-même et sur les mouvements pour préparer l'esprit. N'oubliez pas l'échauffement ! De même, le retour au calme est important. Nos exercices de retour au calme comprennent des étirements doux pour les muscles du front et des hanches, et ces étirements doivent être exécutés lentement tout en se concentrant sur la respiration et le centrage de l'esprit. Ces étirements relâcheront tous les muscles qui ont été actifs pendant votre pratique du Pilates.

## ÉTIREMENT DU CHAT (ÉCHAUFFEMENT)

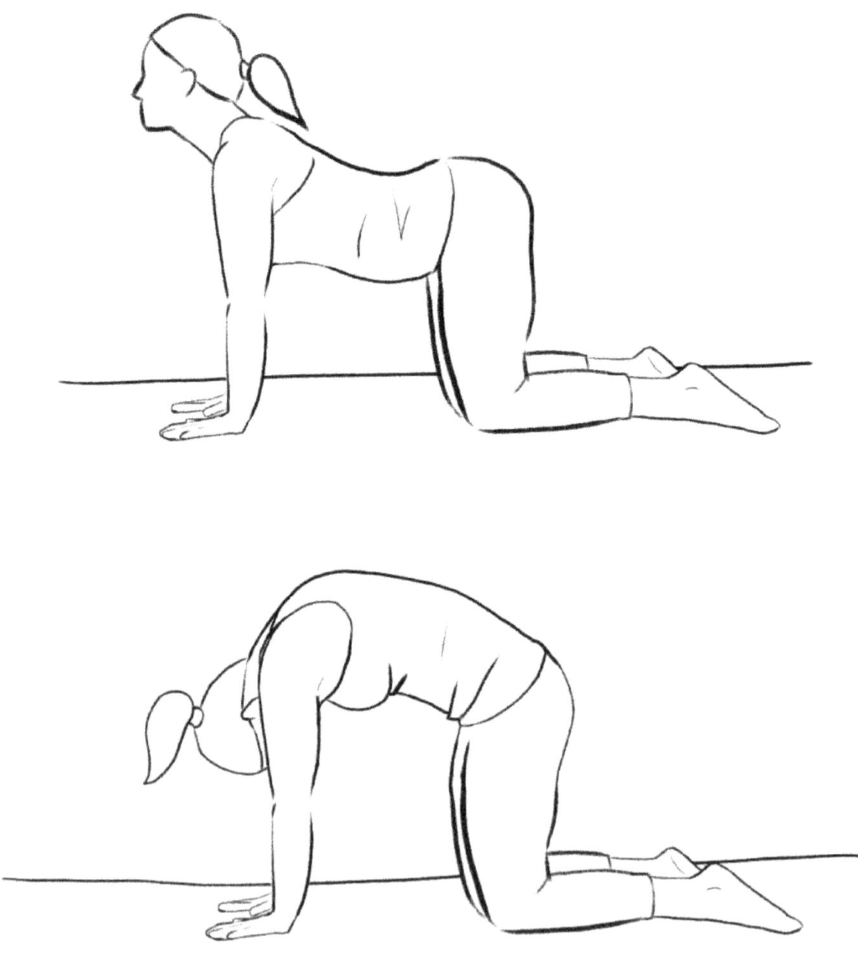

La colonne vertébrale est mobilisée par l'étirement du chat. Dans cet exercice, vous coordonnez consciemment la respiration avec l'enroulement et la cambrure de la colonne vertébrale (flexion et extension). L'étirement du chat permet également de prendre conscience de la position de la colonne vertébrale dans l'espace.

**Focus :**

L'enroulement et la cambrure (flexion et extension) mobilisent la colonne vertébrale et coordonnent la respiration à chaque mouvement.

*Répétitions*

3-5

*Visualisation*

Imaginez que vous repoussez le sol et que vous soulevez votre cage thoracique vers le plafond en creusant vos abdominaux. Gardez ensuite les abdominaux tirés vers la colonne vertébrale en soulevant la tête et le coccyx vers le tapis et en relâchant la cage thoracique.

*Précautions*

Si vous souffrez d'une gêne ou d'une blessure au genou, vous devrez peut-être vous agenouiller sur un coussin ou une couverture, ou effectuer cet exercice debout sur une chaise, les jambes écartées. Si vous avez des problèmes au niveau du bas du dos, veillez à limiter le mouvement à l'amplitude sans douleur.
 1. Mettez-vous en position à quatre pattes, les mains directement sous les épaules sur le tapis et les genoux directement sous les hanches. Votre bassin et votre colonne vertébrale doivent être neutres, de sorte que vous puissiez fléchir vos hanches à 90 degrés. Descendez les épaules et tirez le nombril sur la colonne vertébrale. Inspirez dans cette position.

2. Utilisez vos muscles abdominaux en expirant pour courber le coccyx vers le bas et arrondir (fléchir) la colonne vertébrale tout en laissant tomber la tête entre les bras.

3. Restez dans cette position et inspirez, en sentant les muscles s'étirer à partir du dos.

4. Expirez à nouveau, gardez les muscles abdominaux engagés et soulevez le coccyx et la tête pour dérouler la colonne vertébrale à travers la position neutre jusqu'à une position légèrement arquée (étendue) avec un coccyx et une tête légèrement soulevés.

5. Inspirez et répétez le mouvement.

A' FAIRE : Les muscles abdominaux sont utilisés pour générer et contrôler le mouvement. La contraction des muscles abdominaux amorce la flexion, et un léger relâchement des muscles abdominaux avec la contraction des muscles du dos permet à la colonne vertébrale de se mettre en extension.

A' FAIRE : Maintenir une colonne vertébrale neutre, ce qui inclut les muscles abdominaux.

À NE PAS FAIRE : Cesser de contracter les muscles abdominaux ou laisser la colonne vertébrale tomber en hyperextension excessive.

## CHIEN DE GARDE (ÉCHAUFFEMENT)

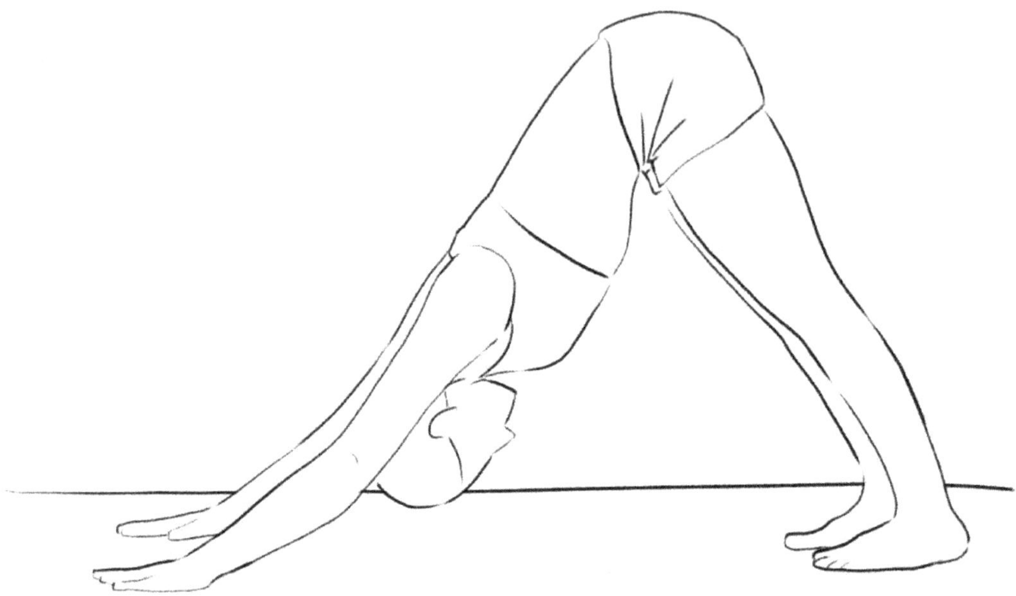

Le chien de garde améliore la force du tronc et l'équilibre. Pendant que le bras et la jambe opposés se soulèvent du sol, la colonne vertébrale et le bassin doivent rester stables. Veillez à ne pas pivoter dans un sens ou dans l'autre, à ne pas cambrer le dos et à ne pas courber la colonne vertébrale lorsque le bras et la jambe se soulèvent vers l'autre extrémité.

*Focus*

Gardez une colonne vertébrale neutre et maintenez votre poids en équilibre sur le centre du tapis.

*Répétitions*

6-8

*Visualisation*

Imaginez que vos muscles abdominaux s'enroulent comme un corset autour de l'abdomen et du dos. Imaginez ensuite que ce corset vous maintient immobile et stable lorsque vous tendez les bras et les jambes. Imaginez une colonne vertébrale plus longue.

Si vous souffrez d'une gêne ou d'une blessure au genou, vous pouvez vous agenouiller sur un coussin ou une couverture ou effectuer cet exercice debout sur une chaise avec les mains.

1. Mettez-vous à quatre pattes, les mains directement sous les épaules sur le tapis et les genoux directement sous les hanches. Votre bassin et votre colonne vertébrale doivent être neutres et vous devez fléchir vos hanches à 90 degrés. Descendez les épaules et tirez le nombril sur la colonne vertébrale. Inspirez dans cette position.

2. Levez le bras droit devant vous en expirant et soulevez simultanément votre jambe gauche du sol derrière dos pour créer une longue ligne entre le bout des doigts de la main droite et les orteils du pied gauche. Maintenez une colonne vertébrale neutre et faites face au tapis avec vos épaules et vos hanches.

3. Inspirez en revenant à la position à quatre pattes. Vérifiez que votre bassin et votre colonne vertébrale soient neutres.

4. Expirez en levant le bras gauche vers l'avant et en étendant la jambe droite vers l'avant sans modifier la forme de votre colonne vertébrale ni faire pivoter votre centrale.

5. Inspirez en revenant à la position à quatre pattes.

A' FAIRE : Maintenez vos épaules vers le bas et allongez la nuque.

A' FAIRE : Maintenir une colonne vertébrale neutre qui inclut également les muscles abdominaux.

A' FAIRE : Tendez complètement votre jambe vers le haut, si possible.

À NE PAS FAIRE : Cambrer le dos lorsque vous levez la jambe (allonger la colonne vertébrale).

A NE PAS FAIRE : A' aucun moment de l'exercice, ne laissez votre tête ou vos côtes tomber vers le tapis.

# PLANCHE COURTE (ÉCHAUFFEMENT)

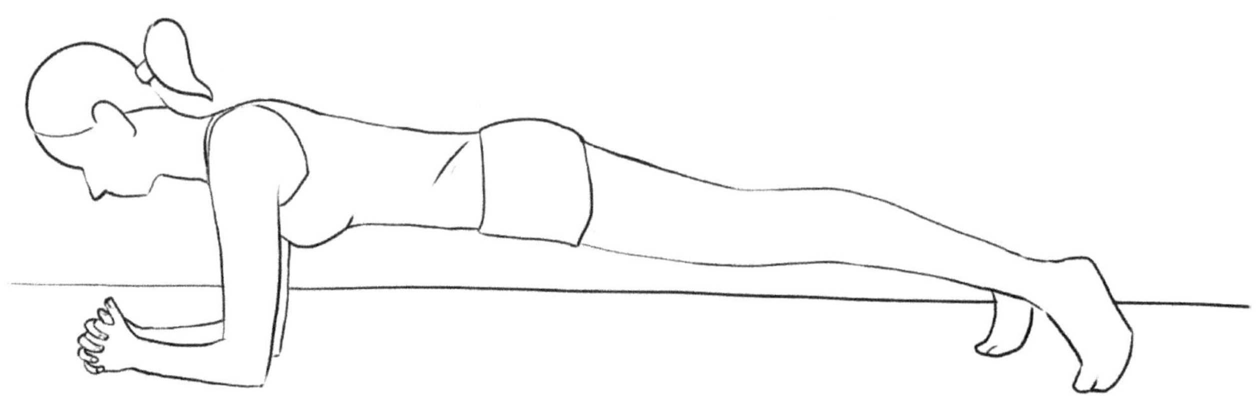

La planche courte vise à renforcer les muscles abdominaux, le tronc et les muscles autour des épaules, afin d'améliorer la posture. En rentrant les abdominaux, on cible la couche la plus profonde des abdominaux. Et lorsque les omoplates sont maintenues à plat sur le dos, elles ne dépassent pas de leurs bords inférieurs, ce qui permet d'entraîner les muscles pour une meilleure posture.

*Focus*

Les articulations des épaules et les omoplates doivent rester stables, la colonne vertébrale doit être neutre et le tronc doit être engagé.

*Répétitions*

3-5

*Visualisation*

Imaginez que vous éloignez le sol pour engager les muscles stabilisateurs autour des omoplates, sans arrondir la colonne vertébrale. Imaginez que les muscles abdominaux rentrent si fortement dans le cou que vous êtes en lévitation et que vous planez juste au-dessus du sol.

**Précautions :**

Vous devrez peut-être vous agenouiller sur des coussins ou une couverture si vous souffrez d'une gêne ou d'une blessure au genou.

1. Mettez-vous à quatre pattes, les mains directement sous les épaules sur le tapis et les genoux directement sous les hanches. Fléchissez vos pieds et rentrez vos orteils. Votre bassin et votre colonne vertébrale doivent être neutres, de sorte que vous puissiez fléchir les hanches à 90 degrés.

Descendez vos épaules et tirez votre nombril sur votre colonne vertébrale. Inspirez dans cette position.

2. Appuyez sur vos mains et vos pieds en expirant pour soulever les genoux de quelques centimètres du sol. Gardez une colonne vertébrale neutre et activez l'intérieur des cuisses. Imaginez une balle de ping-pong serrée entre les cuisses.

3. Descendez les genoux sur le tapis en gardant le tronc engagé pendant que vous inspirez.

À FAIRE : Maintenir une colonne vertébrale neutre, en contractant les muscles abdominaux.

À FAIRE: Allongez votre colonne vertébrale de la tête au coccyx.

À FAIRE: Garder l'arrière des omoplates (scapulas) à plat.

À NE PAS FAIRE : Lorsque vous levez les genoux du tapis, arrondissez la colonne vertébrale et ne soulevez pas les hanches au-dessus des épaules.

À NE PAS FAIRE : Laisser la cage thoracique se pincer vers le tapis, le dos se cambrer ou les omoplates.

# DEMI-CYGNE (ÉCHAUFFEMENT)

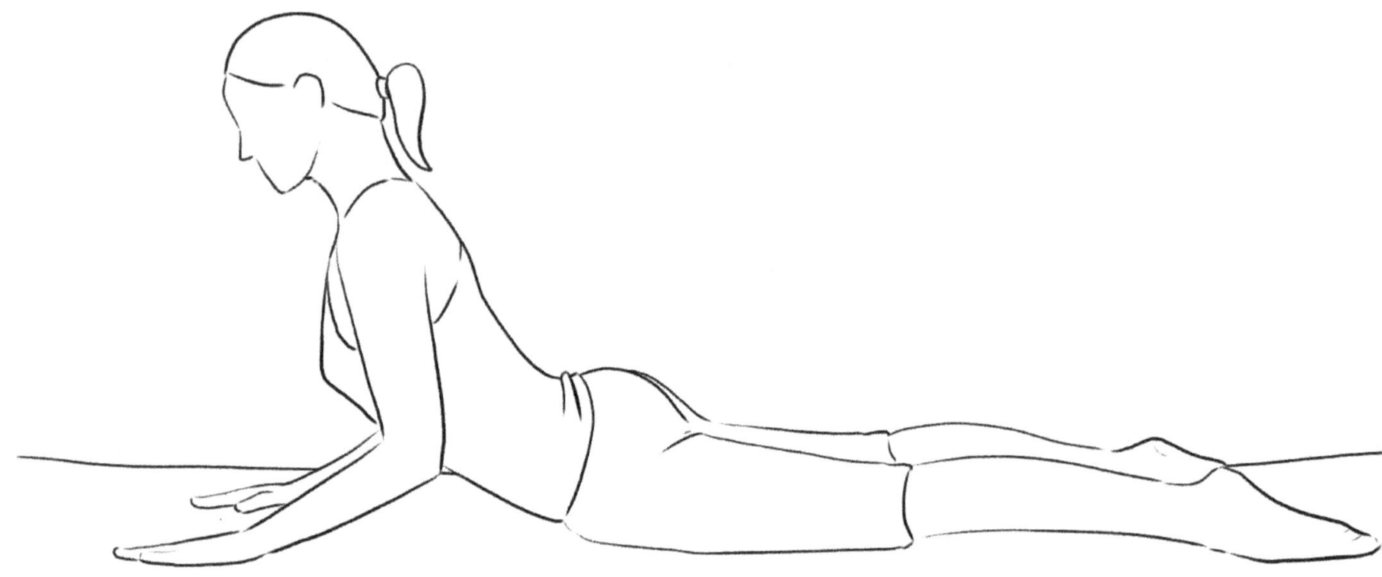

Le demi-cygne mobilise le haut du dos en extension (colonne vertébrale) tout en stabilisant le bas du dos et le bassin. Cette combinaison de renforcement des muscles du haut du dos et de stabilisation du bas du dos et du bassin crée une belle posture et soulage la tension dans le cou.

*Focus*

Il suffit de soulever la tête et les épaules du tapis, sans soulever les côtes inférieures du tapis.

*Répétitions*

4-6

*Visualisation*

Imaginez qu'en soulevant vos épaules du tapis, votre colonne vertébrale s'allonge. Imaginez que vous tendez la main vers votre cœur pour ouvrir vos épaules et votre poitrine.

*Précautions*

Les personnes souffrant de certains problèmes de cou ou de dos peuvent trouver le point de départ inconfortable. Si vous avez des problèmes au niveau du cou, vous pouvez placer un coussin sous votre tête. Si vous ressentez des douleurs dans le bas du dos, essayez de placer un coussin sous les os de la hanche.

1. Allongez-vous sur le ventre, les jambes jointes ou légèrement séparées si c'est plus confortable. Placez vos mains à l'extérieur de vos épaules et tirez le bouton de votre ventre vers votre colonne vertébrale. Renforcez vos jambes, mais ne les soulevez pas.

2. En partant de la position de départ, inspirez par le nez sans rien ajuster. Pensez simplement à vous allonger.

3. Appuyez sur vos mains en expirant et utilisez les muscles du haut du dos pour soulever la tête et les épaules du tapis. Gardez la poitrine ouverte mais fermez les côtes.

4. Inspirez, maintenez la pose dans cette position.

5. Expirez et redescendez la tête et les épaules jusqu'à la position de départ.


A' FAIRE : Garder les ailes baissées et utiliser les muscles du dos et non les bras pour soulever le tapis.

A' FAIRE : Gardez vos muscles abdominaux (du nombril à la colonne vertébrale) engagés tout en étendant votre colonne vertébrale.

À NE PAS FAIRE : Pour éviter de trop étirer le cou, ne pas levez le menton trop haut.

À NE PAS FAIRE : Soulever les jambes du tapis.

# RETOUR AU CALME : ÉTIREMENT DES MUSCLES FLÉCHISSEURS DE LA HANCHE

Les étirements de la hanche détendent et relâchent les groupes musculaires dans de nombreux exercices Pilates qui sont actifs dans la stabilisation du bassin. Ils peuvent tirer sur le bassin ou le fascia dans le bas du dos lorsque les muscles autour de la hanche sont tendus, contribuant ainsi à une douleur ou à un inconfort dans le bas du dos. Ce retour au calme étire ces muscles pour relâcher toute tension indue autour des hanches, créant ainsi une sensation de liberté à la fois dans les hanches et dans le bas du dos.

*Focus*

Après une séance d'entraînement intense, relâchez les muscles de l'avant des hanches.

*Répétitions*

20 à 40 secondes de chaque côté, 3 à 4 fois

*Visualisation*

Imaginez que votre muscle est une pelote de laine nouée. Imaginez que le nœud se desserre légèrement à chaque expiration.

*Précautions*

Si vous avez subi une arthroplastie de la hanche ou une blessure importante à la hanche, consultez votre médecin avant de faire cet étirement.

1. S'agenouiller sur les deux genoux, puis avancer un pied pour se redresser sur un genou. Le genou debout doit se trouver directement sous la hanche et l'os de la cuisse doit former un angle droit entre les deux genoux. Si la coordination est difficile, utilisez une chaise pour vous soutenir. Sinon, posez une main sur votre genou avant.

2. En respirant de manière fluide, de préférence en inspirant par le nez et en expirant par la bouche, avancez lentement sur le genou avant, en veillant à maintenir le torse aussi vertical que possible. Vous sentirez un étirement au niveau de l'avant de la hanche.

3. En continuant à respirer doucement, appuyez sur votre pied avant pour sortir légèrement de l'étirement, puis revenez dans l'étirement. Répétez l'exercice 3 à 4 fois, en vous aidant d'une chaise d'équilibre et de soutien si nécessaire.

4. Faites de même avec l'autre jambe.

À FAIRE: Pour soutenir l'étirement, utilisez vos muscles.

À FAIRE : Respirez ! La relaxation est essentielle pendant les étirements.

À NE PAS FAIRE : S'enfoncer dans l'étirement sans aucun soutien.

# ÉTIREMENT DES HANCHES LATÉRALES (RÉCUPÉRATION)

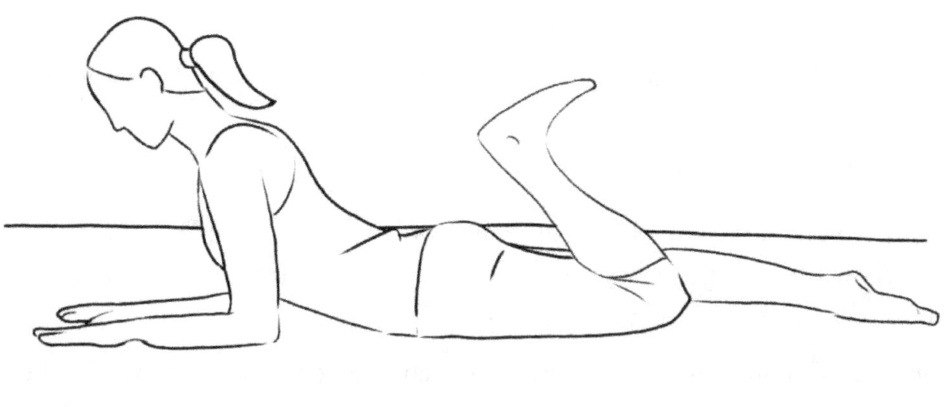

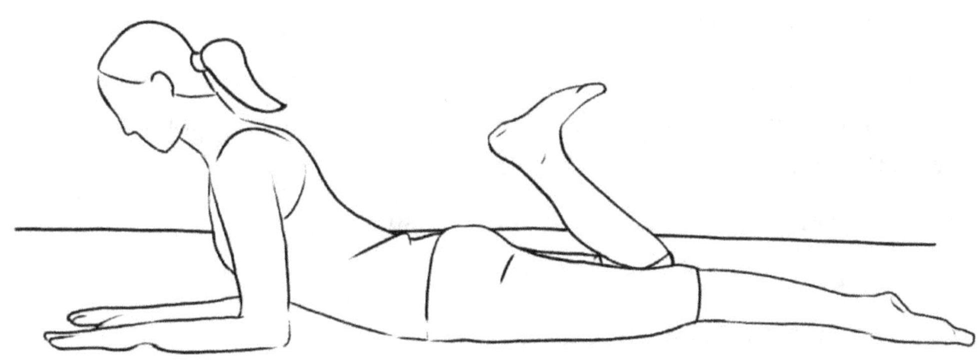

Alors que l'étirement précédent de la hanche a permis de relâcher le psoas et les fléchisseurs de la hanche, ces étirements pour les côtés de la hanche permettent de relâcher la tension que de nombreuses personnes ressentent dans les muscles fessiers. Ces étirements permettent également de relâcher le fascia du bas du dos, ce qui peut aider à soulager la tension du bas du dos.

*Focus*

Après une séance d'entraînement intense, relâchez les muscles sur les côtés des hanches.

*Répétitions*

20 à 40 secondes de chaque côté

*Visualisation*

Imaginez que votre muscle est une pelote de laine nouée. Imaginez que le nœud se desserre légèrement à chaque expiration.

*Précautions*

Si vous avez subi une arthroplastie de la hanche ou une blessure importante à la hanche, consultez votre médecin avant d'essayer de faire cet étirement.

1. Asseyez-vous bien droit sur les os de l'assise, les genoux pliés, les pieds à plat sur le tapis avant. Empilez ensuite une cheville sur le genou opposé ; l'autre cheville se trouve sous l'autre genou. Les tibias sont alignés avec le torse.

2. Tout en respirant avec fluidité, laissez la gravité rapprocher le genou supérieur de la cheville inférieure. Restez ici pendant quelques respirations, en laissant votre corps se détendre et votre esprit se centrer.

3. Amenez la cheville droite vers la gauche et la cheville gauche vers la droite pour empiler les genoux l'un sur l'autre au centre du torse.

4. Respirez doucement, dans le but d'amener doucement et sans forcer les deux os de l'assise au sol. Restez quelques instants dans l'étirement et détendez-vous (facultatif : penchez-vous en avant pour intensifier l'étirement).

5. Répétez tous les étirements avec l'autre jambe sur le dessus.

À FAIRE : Respirez ! La relaxation est essentielle.

À NE PAS FAIRE : Ne pas forcer l'étirement en cas de douleur au genou.

# PROGRAMME D'INTRODUCTION

Ce programme constitue une base solide pour votre pratique du Pilates, avec des exercices axés sur le renforcement du tronc profond et une technique appropriée. La plupart des exercices sont des versions modifiées de leurs équivalents plus avancés pour aider à développer la force et la conscience sans augmenter la difficulté trop rapidement. Attendez-vous à ce que certains exercices soient plus faciles que d'autres. C'est tout à fait normal, car nous avons tous un corps et un patrimoine génétique différents qui, d'une certaine manière, nous permettent de bouger plus confortablement que d'autres.

C'est pourquoi nous avons inclus des exercices qui mobilisent la colonne vertébrale dans toutes les directions tout en développant la force dans toute l'amplitude du mouvement. Si vous pouvez effectuer les exercices d'introduction avec une forme et une aisance correctes, vous êtes prêt à passer au niveau suivant !

## SÉQUENCE D'INTRODUCTION AU PROGRAMME

Cette séquence d'introduction enseigne les principes fondamentaux du Pilates en accordant une attention particulière au placement du corps dans tous les exercices. Elle vous permettra de construire une base solide qui vous aidera à récolter tous les bénéfices que le Pilates a à offrir. En regardant le plan de la séquence, vous remarquerez qu'il introduit tous les mouvements de la colonne vertébrale : flexion avant, flexion arrière, flexion latérale et mouvement. Vous allez commencer à apprendre comment votre centrale vous soutient dans tous les mouvements que vous rencontrez dans la vie.

Si vous avez du mal à réaliser certains éléments de la technique Pilates, ce n'est pas grave ! Soyez patient. Prenez note de ce que vous trouvez compliqué et prenez le temps de faire les exercices correctement. Ne vous préoccupez pas des transitions, à ce niveau. Il est plus important de faire entrer la technique dans votre corps. Par la suite, les transitions se feront naturellement.

# LA CENTAINE, MODIFIÉE

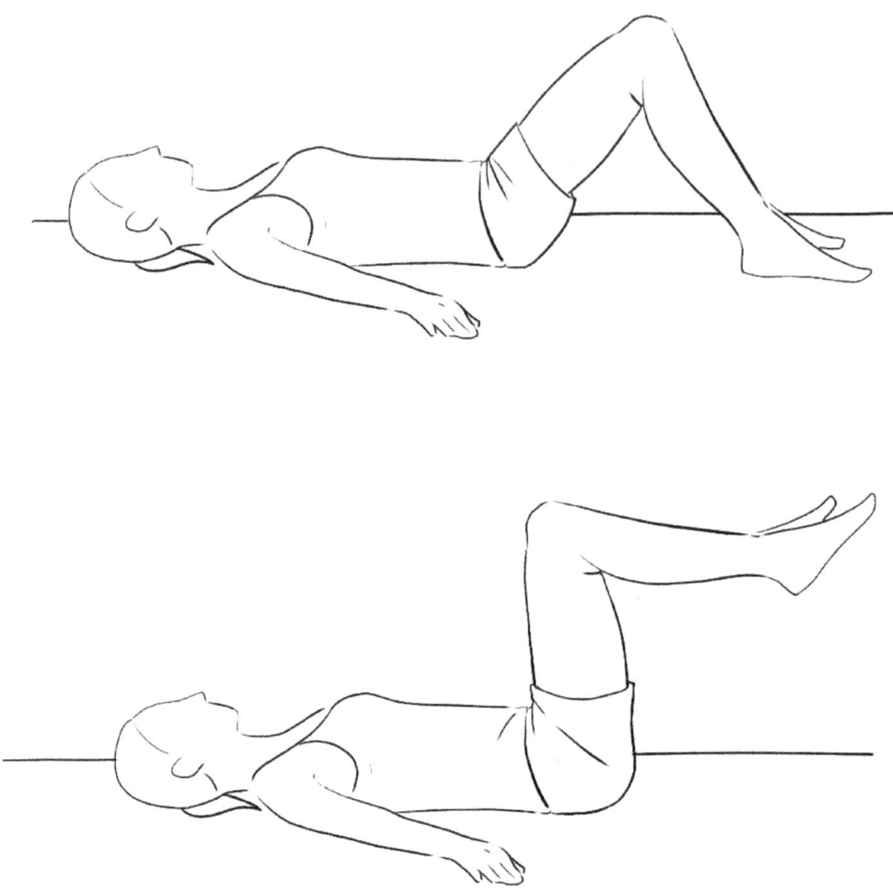

Les jambes sont complètement tendues dans la version complète de la centaine, mais à ce niveau, les jambes restent pliées pour réduire la charge sur les muscles abdominaux. Lorsqu'elles sont tendues, les jambes sont plus lourdes ; en les gardant fléchies, vous pouvez vous concentrer sur le fait de garder vos muscles abdominaux aussi plats que possible.

*Focus*

Gardez vos muscles abdominaux engagés et ramenés à plat sur votre colonne vertébrale, et gardez vos épaules et la tension dans votre cou pendant les 100 coups.

*Répétitions*

10 séries de 5 inspirations et 5 expirations, jusqu'à 100

*Visualisation*

Imaginez que vous faites rebondir vos bras sur une balle placée sous vos bras. Imaginez que vos abdominaux deviennent de plus en plus plats au fur et à mesure que vous progressez.

*Précautions*

Si un médecin vous a conseillé de ne pas lever la tête du tapis, évitez cet exercice. Si un professionnel de la santé vous a également conseillé de ne pas fléchir la colonne vertébrale, évitez cet exercice.

1. Allongez-vous sur le dos, les genoux pliés et les pieds à plat sur le sol, les os de l'assise écartés. Gardez une position neutre au niveau du bassin. Engagez vos muscles abdominaux, aplatissez-les et rapprochez vos hanches de vos côtes pour obtenir la position de l'empreinte. Les bras doivent être le long du corps.

2. Soulevez une jambe, puis l'autre, jusqu'à la position de la table, de manière à ce que vos hanches et vos genoux soient pliés à 90 degrés, parallèlement au sol et à vos tibias. Ne laissez pas les os de la hanche tomber de vos côtes.

3. Rentrez le menton dans la poitrine en inspirant, en allongeant la nuque.

4. Utilisez les muscles abdominaux pour soulever la tête et les épaules du tapis en expirant, en levant simultanément les bras à la hauteur des épaules tout en maintenant une forte connexion entre les côtes et les hanches.

5. Pendant 5 comptes, prenez 5 courtes inspirations d'air par le nez, pompez légèrement vos bras vers le haut et vers le bas.

6. Puis, en continuant le mouvement de pompage des bras, expirez pendant 5 fois par la bouche, en soufflant à chaque fois un peu d'air. Continuez pour 9 autres séries.

7. Après la dernière série, inspirez encore plus profondément pour décoller la tête et les épaules du tapis.

8. La tête et les épaules sont ramenées vers le tapis pendant l'expiration. Tournez une jambe vers le tapis, puis l'autre.

À FAIRE : maintenir la connexion abdominale forte tout au long de l'exercice.

À NE PAS FAIRE : Laisser les côtes sortir, laisser les os de la hanche tomber des côtes ou laisser le bas du dos se cambrer (s'étendre).

STOP : Si cela devient trop difficile.

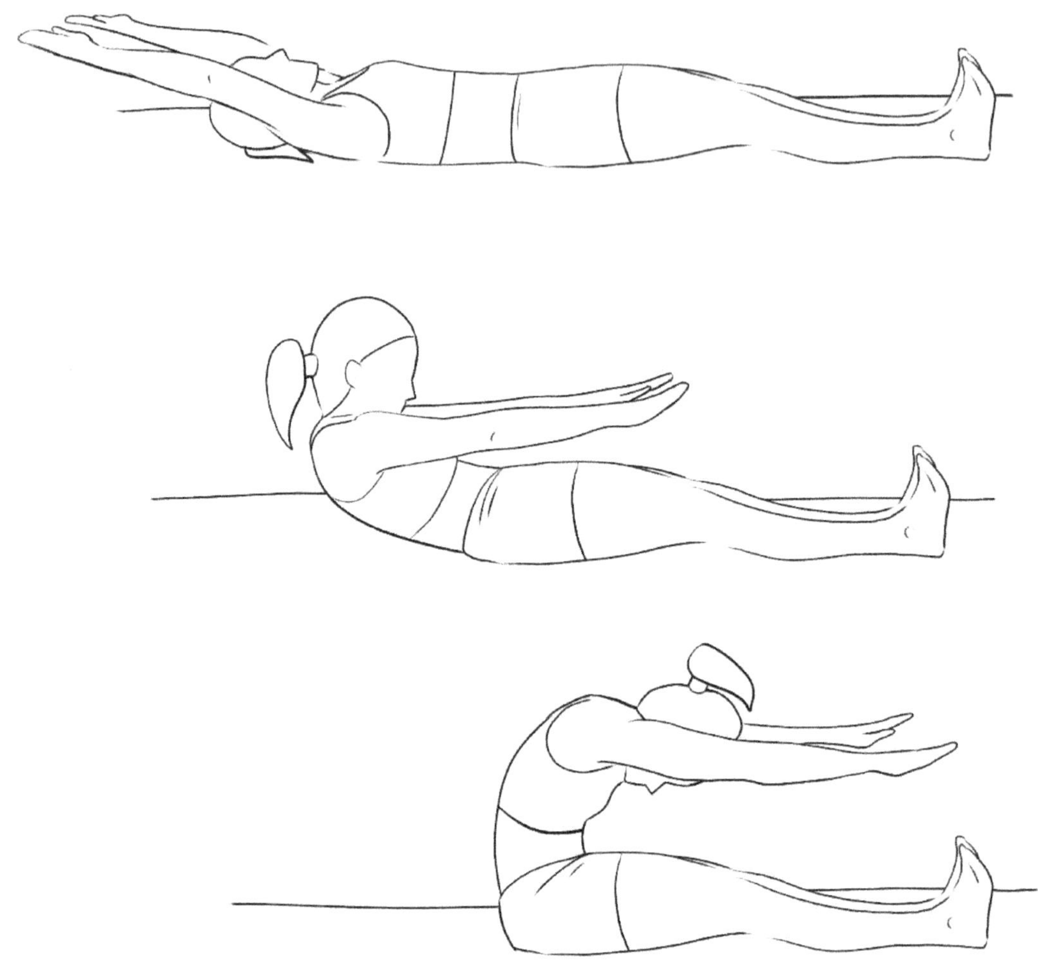

Le roll-up consiste en deux compétences distinctes : rouler sur le dos et rouler sur le dos à partir d'une position assise. La roulade complète se trouve au niveau 1. Dans le programme d'introduction, nous avons modifié la roulade pour ne soulever que la tête et les épaules du tapis. En vous concentrant sur une demi-roulade, vous développerez votre force tout en gardant votre nombril contre votre colonne vertébrale et vos ailes dans la forme appropriée. Une fois que vous aurez maîtrisé l'exécution de cette version modifiée, vous serez prêt à relever le défi du roulé-boulé complet.

*Focus*

Créez une courbe de la colonne vertébrale douce et régulière tout en conservant des abdominaux plats et une respiration fluide.

*Répétitions*

4-6

*Visualisation*

Imaginez que votre colonne vertébrale est un collier de perles qui se soulève d'une commode, une perle à la fois, et se repose, une perle à la fois.

*Précautions*

Les personnes souffrant de lésions cervicales peuvent sauter cet exercice et passer à Rouler comme une balle. Si l'on vous a conseillé d'éviter les rotations en raison de lésions lombaires ou discales, évitez cet exercice jusqu'à ce qu'un professionnel de la santé vous ait autorisé à le faire. Travaillez toujours dans une amplitude de mouvement sans douleur.

1. Commencez par vous allonger, les jambes sur le dos, les genoux pliés et les pieds à plat sur le sol, l'un contre l'autre. Le bassin est neutre ainsi que la colonne vertébrale.
2. Rentrez légèrement le menton en inspirant et tirez sur les muscles abdominaux comme pour un corset.
3. Soulevez la tête et le cou du tapis en expirant, tout en gardant le bassin neutre.
4. Inspirez pour maintenir la position.
5. Expirez pour redescendre la tête et les épaules sur le tapis en gardant le contrôle.

À FAIRE: Garder le menton rentré dans la poitrine.

À FAIRE : Garder le nombril rapproché de la colonne vertébrale.

À FAIRE : Se concentrer sur une courbe lisse et régulière de la colonne vertébrale.

À NE PAS FAIRE : Laisser les muscles abdominaux ressortir.

À NE PAS FAIRE : "Décoller la tête et les épaules du tapis - maintenir la courbe de la colonne vertébrale.

# LE RENVERSEMENT MODIFIÉ

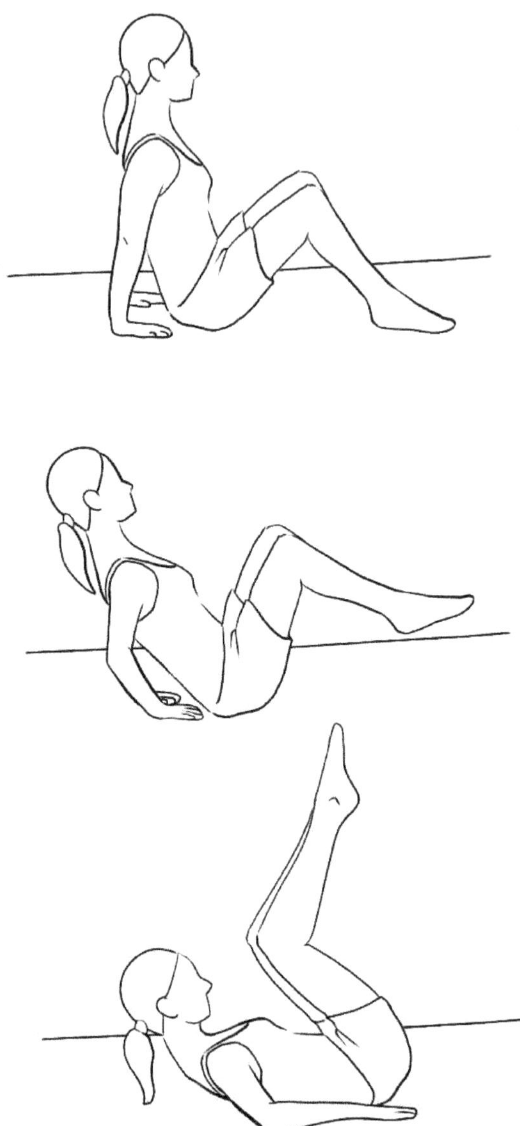

Ce mouvement renforce les muscles du bas-ventre afin de préparer le renversement complet, qui se trouve au niveau 2. Le renversement est un exercice difficile conçu pour renforcer les abdominaux inférieurs et le tronc, et pour développer le contrôle et la flexibilité de la colonne vertébrale. Cette version modifiée vous aidera à développer la force nécessaire pour effectuer le renversement complet avec précision et sans blessure.

*Focus*

Maintenez les abdominaux plats et le contrôle du tronc tout en soulevant et en abaissant les hanches. Concentrez-vous sur l'exécution lente et délibérée du mouvement, en utilisant les muscles abdominaux pour soulever les hanches.

*Répétitions*

6-8

*Visualisation*

Imaginez que vous tirez vos orteils vers le plafond.

*Précautions*

Si vous avez des problèmes avec le bas du dos, commencez par les hanches légèrement surélevées, ou sautez complètement cet exercice.

1. Allongez-vous, les jambes pliées sur le dos, les pieds à plat sur le sol et les bras le long du corps. Inspirez en sentant la longueur de votre colonne vertébrale, puis expirez en engageant les muscles abdominaux pour aplatir le dos sur le tapis et enrouler les os de la hanche vers les côtes.

2. Inspirez en levant une jambe vers la table, puis expirez pour amener l'autre jambe vers la table.

3. Inspirez, expirez et redressez légèrement les genoux, puis croisez la cheville droite sur la cheville gauche et tendez les jambes vers le plafond.

4. Renforcez la connexion abdominale, inspirez pour rapprocher votre nombril de votre colonne vertébrale.

5. Utilisez vos muscles abdominaux en expirant pour contracter les abdominaux et soulever les hanches du tapis, en tendant les orteils vers le plafond tout en gardant les jambes légèrement fléchies.

6. Inspirez et ramenez les hanches sur le tapis.

7. Changez de pied après 3 ou 4 répétitions, puis recommencez.


A' FAIRE : Gardez vos abdominaux plats et ouvrez vos épaules.

À NE PAS FAIRE : Compter sur l'élan pour soulever les jambes.

À NE PAS FAIRE : Mettre un poids excessif dans les bras ou soulever les épaules du tapis.

# TORSION DE LA COLONNE VERTÉBRALE, MODIFIÉE

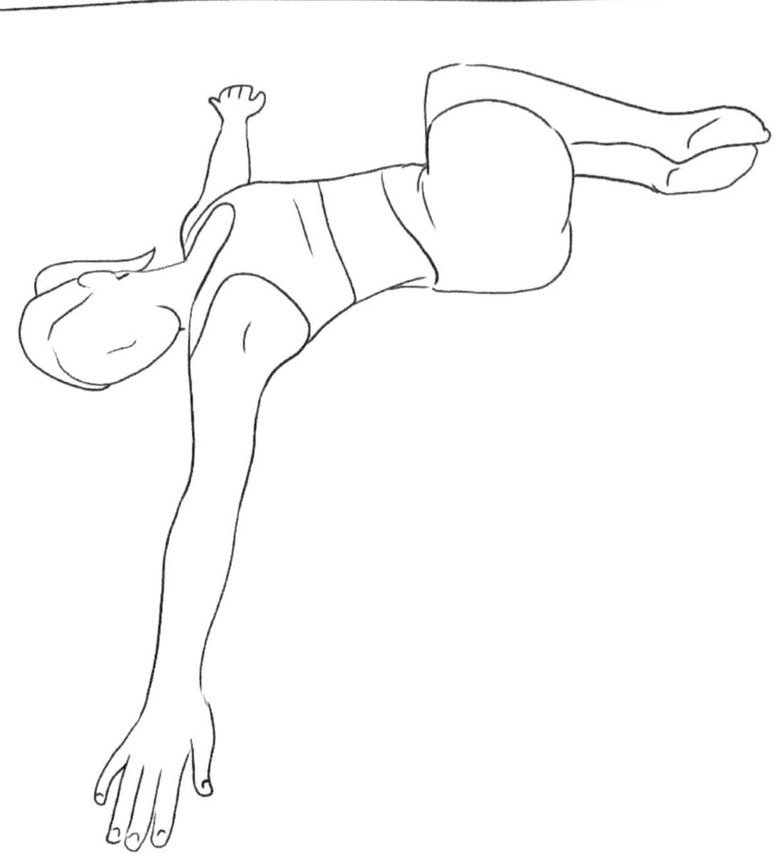

La torsion de la colonne vertébrale enseigne la rotation pure de la colonne vertébrale grâce à l'action contrôlée des muscles abdominaux. Elle entraîne également les muscles abdominaux profonds et les muscles de la colonne vertébrale à soutenir le corps dans un alignement et une posture corrects. Dans cette version modifiée, l'exercice est effectué en position assise afin d'éliminer toute gêne au niveau des hanches ou des jambes.

*Focus*

Isoler la rotation de la colonne vertébrale au-dessus du bassin sans que les côtes n'éclatent (extension de la colonne vertébrale) ou ne se penchent sur le côté.

*Répétitions*

4-6 Dans chaque direction

*Visualisation*

Imaginez l'espace croissant entre chaque vertèbre tout au long du mouvement. Pendant l'exercice, imaginez que vous devenez plus grand ou que vous vous élevez en spirale.

Précautions

Si l'on vous a conseillé d'éviter les rotations en raison de lésions lombaires ou discales, ne faites pas cet exercice jusqu'à ce qu'un professionnel de la santé vous ait autorisé à le faire. Travaillez toujours dans une amplitude de mouvement sans douleur.

1. Asseyez-vous sur les os de l'assise, soit sur le sol avec les genoux pliés et les pieds à plat, soit sur des coussins pour maintenir le bassin et la colonne vertébrale aussi neutres que possible, avec les jambes aussi droites que possible. Idéalement, les jambes devraient essayer de se serrer l'une contre l'autre, mais séparez-les légèrement en cas d'inconfort.

2. Tendez les bras vers les côtés, de façon à pouvoir encore voir vos doigts dans votre vision périphérique. Tirez sur vos muscles abdominaux, faites glisser vos bras le long de votre dos (ailes vers le bas) et asseyez-vous aussi haut que possible, en allongeant la tête vers le haut.

3. Inspirez trois fois de suite, comme si vous preniez trois bouffées d'air par le nez pour remplir vos poumons (cela ressemble à la respiration centrée, modifiée). Tournez votre colonne vertébrale vers la gauche pendant que vous respirez tout en laissant vos hanches se déplacer. Inspirez encore deux fois à la fin de la rotation et augmentez doucement l'amplitude de la rotation. Tournez également la tête vers la gauche et regardez vers vos doigts gauches.

4. Expirez doucement en tournant la colonne vertébrale dans la direction opposée pour revenir à la position de départ. Veillez à ce que les ailes soient abaissées et que les muscles abdominaux soient à plat.

5. Répétez le mouvement vers la droite, en expirant lentement 3 fois tout en tournant vers la droite et en expirant pour revenir à la position de départ.

A' FAIRE : Effectuer une rotation en douceur en engageant les muscles abdominaux.

A' FAIRE : Allonger la colonne vertébrale avant le début du mouvement.

À NE PAS FAIRE : Laisser les côtes éclater.

À NE PAS FAIRE : Compter sur l'élan ou rebondir à l'extrémité de la plage de rotation.

À NE PAS FAIRE : Tourner le bassin ! Le déplacement des genoux ou des pieds indique que le bassin est probablement en rotation.

## CERCLES À UNE JAMBE, MODIFIÉS

Les cercles à une jambe, un exercice de niveau 1, testent la stabilité du torse contre le mouvement des jambes, favorisant ainsi le bas du dos. Cet exercice est idéal pour améliorer l'équilibre. Dans la version modifiée, le genou est plié pour alléger les muscles abdominaux du poids des jambes.

Cela vous permet de vous concentrer sur l'amplitude des mouvements plutôt que sur la stabilité. Au début, les cercles doivent être de petite taille, afin que vous puissiez gagner lentement en force et en stabilité.

*Focus*

Gardez votre bassin et votre colonne vertébrale neutres et stables face au mouvement circulaire de la jambe.

*Répétitions*

4 à 6 sur tous les côtés, dans chaque direction

*Visualisation*

Imaginez que votre bassin et votre coccyx sont très lourds et immobiles pour maintenir la stabilité du bassin neutre. Imaginez que vous fixez un crayon au fémur et que vous dessinez de petits cercles au plafond.

*Précautions*

Si vous souffrez d'instabilité de la colonne lombaire, effectuez l'exercice de la position de l'empreinte.

1. Allongez-vous sur le tapis, les jambes écartées et sur le dos, les genoux pliés et les pieds à plat sur le sol, les bras le long du corps. Le bassin et la colonne vertébrale doivent être neutres et les muscles abdominaux doivent être bien contractés.

2. Expirez et levez votre jambe droite en l'air, en gardant le genou plié. Le fémur doit former un angle droit avec le corps et l'avant-bras.

3. Ramenez le genou droit légèrement vers le corps en inspirant doucement, puis légèrement sur la ligne médiane du corps et vers le bas, comme si vous dessiniez un demi-cercle au plafond.

4. Effectuez l'autre moitié du cercle en expirant doucement, en éloignant le fémur de la ligne médiane et en le remontant vers le haut du cercle.

5. Continuez dans cette direction, en inspirant pour la première moitié du cercle et en expirant pendant 4 à 6 répétitions pour la deuxième moitié du cercle. Inversez ensuite le sens du cercle, en inspirant

lorsque le fémur s'éloigne de votre ligne médiane et en expirant lorsqu'il se rapproche de la ligne médiane. Continuez à faire 4 à 6 répétitions dans ce sens.

6. Répéter avec la jambe opposée.


A' FAIRE : Concentrez-vous sur la stabilité du torse tout au long de l'exercice et maintenez les muscles abdominaux engagés.

A' NE PAS FAIRE : Sacrifice stable pour une plus grande amplitude de mouvement.

# ROULER COMME UNE BALLE, MODIFIÉ

Cet exercice modifié enseigne l'engagement musculaire nécessaire pour effectuer correctement l'exercice complet "Rouler comme une balle" avec un maximum de contrôle et un minimum d'élan. Il renforce et tonifie les muscles abdominaux tout en augmentant la flexibilité de la moelle épinière.

*Focus*

Garder le contrôle de l'abdomen tout au long du mouvement.

*Répétitions*

4-6

*Visualisation*

En termes anatomiques, les "abdominaux supérieurs" et les "abdominaux inférieurs" ne sont pas techniquement des muscles ! Imaginez cependant que vous contractiez davantage les abdominaux inférieurs lorsque vous reculez et que vous contractiez davantage les abdominaux supérieurs lorsque vous revenez, à des fins de visualisation. Imaginez les accélérateurs et les freins des muscles abdominaux !

*Précautions*

Si l'on vous a conseillé d'éviter les rotations en raison de lésions lombaires ou discales, ne faites pas cet exercice jusqu'à ce qu'un professionnel de la santé vous ait autorisé à le faire. Travaillez toujours dans une amplitude de mouvement sans douleur.

1. Asseyez-vous bien droit, en équilibre sur les deux os de l'assise, avec votre poids. Gardez votre bassin neutre et pliez vos genoux à plat sur le tapis avec vos pieds. Idéalement, vos jambes se serrent l'une contre l'autre, mais séparez-les légèrement si vous ressentez une gêne. Mettez vos bras devant votre corps et asseyez-vous avec vos ailes vers le bas aussi haut que possible.

2. Tirez sur les muscles abdominaux tout en gardant le bassin neutre (c'est-à-dire en vous asseyant sur les os de l'assise tout en roulant vers l'arrière). Rentrez les abdominaux et repliez la colonne vertébrale sur les genoux, créant ainsi une courbe en C. C'est la position de départ et, pendant toute la durée des exercices, vous garderez cette courbe en C.

3. Contractez les muscles abdominaux en expirant, maintenez la courbe en C de la colonne vertébrale et roulez les os de l'assise vers l'arrière, en sentant votre poids se déplacer vers le coccyx, puis vers le sacrum. Continuez à reculer le plus loin possible (sans retomber sur le tapis), en maintenant la courbe en C et en gardant les pieds sur le tapis.

4. Inspirez pour maintenir la position en fin de course, en gardant la colonne vertébrale courbée en C et en gardant les muscles abdominaux engagés et plats.

5. Puis expirez et augmentez la contraction des abdominaux pour ramener le poids du corps sur les os de l'assise, en maintenant la courbe en C de la colonne vertébrale tout au long du mouvement. Vous allez commencer à regarder les genoux.

6. Pour terminer, enroulez une vertèbre à la fois, jusqu'à ce que la colonne vertébrale soit neutre.


À FAIRE: Utiliser la force des muscles abdominaux pour contrôler l'amplitude du mouvement.

À FAIRE : Maintenir les muscles abdominaux en place sans les faire sauter.

À FAIRE: Gardez vos ailes vers le bas même si vous avez une colonne vertébrale arrondie.

À NE PAS FAIRE : Perdre la courbe en C ou arrondir exagérément les épaules.


## ÉTIREMENT MODIFIÉ D'UNE SEULE JAMBE

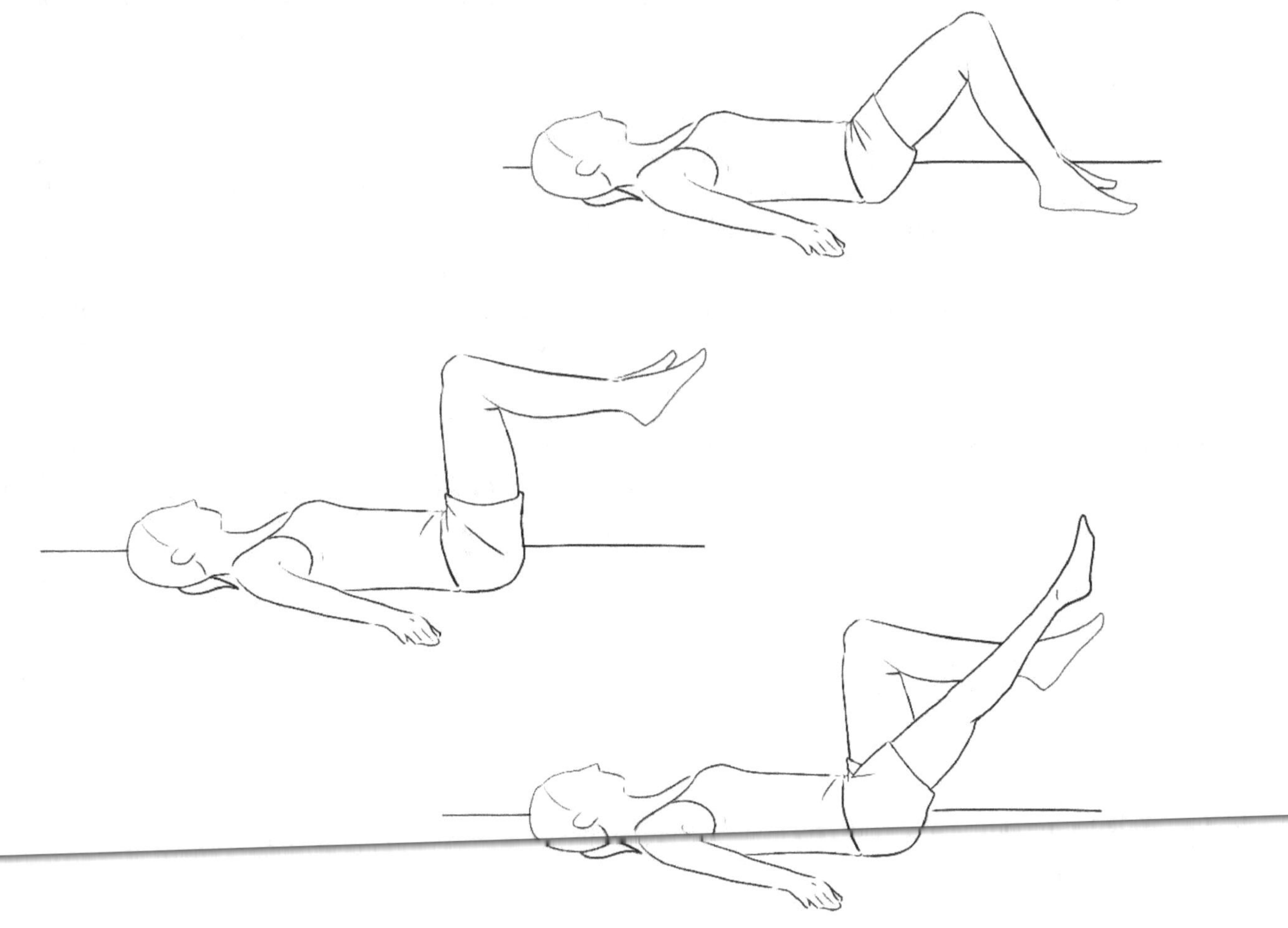

L'étirement d'une jambe développe la force abdominale, tonifie les jambes et met à l'épreuve la stabilité de la colonne vertébrale. La clé pour tonifier vos jambes à chaque répétition est de les redresser complètement. Le rythme est plus lent dans cette version modifiée, et vous soutiendrez votre tête avec vos mains pour éviter de vous fatiguer la nuque tout en renforçant vos muscles abdominaux.

*Focus*

Maintenir une position d'empreinte forte par rapport au poids de la jambe tendue.

*Répétitions*

8 -10

*Visualisation*

Imaginez les extrémités d'une ligne entre le genou qui s'étire vers la poitrine et le pied de la jambe tendue qui s'éloigne. À chaque répétition, imaginez que vous vous retrouvez plus haut.

*Précautions*

Si l'on vous a conseillé d'éviter les rotations en raison d'une lésion lombaire ou discale, ne faites pas cet exercice jusqu'à ce qu'un professionnel de la santé vous ait autorisé à le faire. Travaillez toujours dans une amplitude de mouvement indolore.

1. Allongez-vous sur le tapis, les jambes écartées, les genoux pliés et les pieds à plat sur le sol, les bras le long du corps. Mettez-vous en position d'empreinte. Inspirez et soulevez une jambe jusqu'à la position de la table, puis expirez et soulevez l'autre jambe jusqu'à la position de la table. Les fémurs doivent former un angle droit avec le corps et les tibias. Placez vos deux mains, les pouces à la racine des cheveux, derrière votre tête, et les coudes écartés. Pour prendre la position de départ, soulevez votre tête et vos épaules du tapis.

2. Tendez la jambe droite en diagonale basse tout en expirant et rapprochez le genou gauche de votre front, en vous élevant en même temps au-dessus du tapis. Dans le bas du dos, n'abaissez la jambe droite que dans la mesure où vous pouvez maintenir la stabilité du bas du dos.

3. Inspirez et ramenez les deux jambes à la position de départ, en veillant à ne pas laisser tomber la tête et les épaules.

4. Expirez et étendez la jambe gauche en diagonale basse et relevez le genou droit près de votre front.

5. Inspirez et ramenez les deux jambes à la position de départ, en veillant à ne pas laisser tomber la tête et les épaules. Répéter.

6. Une fois les répétitions terminées, abaissez la tête et les épaules sur le tapis, puis abaissez les jambes, une à la fois.

A' FAIRE : Allonger le cou tout en supportant le poids de la tête.

A' FAIRE : Abaissez la jambe droite aussi loin que possible tout en gardant le bas du dos appuyé sur le tapis.

A' FAIRE : Tendez complètement la jambe pour tonifier les muscles de la musculature.

À NE PAS FAIRE : Tirer la tête.

À NE PAS FAIRE : Laisser la tête et les épaules s'affaisser. Continuez à vous enrouler !

## CROISÉ, MODIFIÉ

Le croisé s'appuie sur les compétences acquises lors de l'étirement d'une jambe. De même, cette version modifiée s'appuie sur les bases de l'étirement sur une jambe, modifié. Les obliques sont davantage ciblés, la souplesse de la moelle épinière est accrue et les jambes sont encore plus toniques.

*Focus*

Maintenir un bon impact sur le poids d'une jambe tendue en augmentant la rotation de la colonne vertébrale.

*Répétitions*

8 -10

*Visualisation*

Imaginez les extrémités d'une ligne entre le genou qui s'étend vers la poitrine et le pied de la jambe tendue qui s'éloigne. À chaque répétition, imaginez que vous vous retrouvez plus haut.

*Précautions*

Si l'on vous dit d'arrêter les rotations en raison de lésions du bas vers le haut ou de lésions discales, ne faites pas cet exercice tant qu'un professionnel de la santé ne vous a pas donné l'autorisation de le faire. Travaillez toujours dans une amplitude de mouvement sans douleur.

1. Allongez-vous sur le tapis, les jambes écartées, les genoux pliés et les pieds à plat sur le sol, les bras le long du corps. Mettez-vous en position d'empreinte. Inspirez et soulevez une jambe jusqu'à la position de la table, puis expirez et soulevez l'autre jambe jusqu'à la position de la table. Les fémurs doivent former un angle droit avec le corps et les tibias. Placez les deux mains, les pouces à la racine des cheveux, derrière l'oreille, les coudes tendus vers le haut. Pour prendre la position de départ, soulevez la tête et les épaules du tapis.

2. Tendez la jambe droite vers l'avant en diagonale tout en expirant et ramenez le genou gauche vers l'estomac, tout en pliant le corps et la cage thoracique vers le genou gauche. Concentrez-vous sur le fait que le genou gauche touche l'épaule droite.

3. Inspirez et déplacez-vous vers le point de départ, en veillant à ne pas laisser tomber la tête et les épaules.

4. Puis, en expirant, tendez la jambe gauche en diagonale et rapprochez le genou droit de la torsion tout en tournant vers la droite, en pointant l'épaule gauche vers le genou droit.

5. Inspirer en ramenant les deux jambes à la position de départ. Répéter.

6. Lorsque vous avez terminé vos répétitions, abaissez votre tête et vos épaules sur le tapis, puis abaissez vos jambes une par une.


A' FAIRE : Allonger le cou tout en supportant le poids de la tête ; ne pas tirer sur la tête.

A' FAIRE : Tendez complètement la jambe pour tonifier également les muscles des jambes.

A' FAIRE : Ne descendez la jambe tendue que le plus loin possible, tout en maintenant une position d'empreinte.

À NE PAS FAIRE : Laisser la tête et les épaules s'affaisser. Continuez à vous enrouler !

À NE PAS FAIRE : Fermer les coudes. Gardez les coudes larges et faites pivoter la cage et les épaules autour de la côte.

# ÉPAULE EN PONT, MODIFIÉE

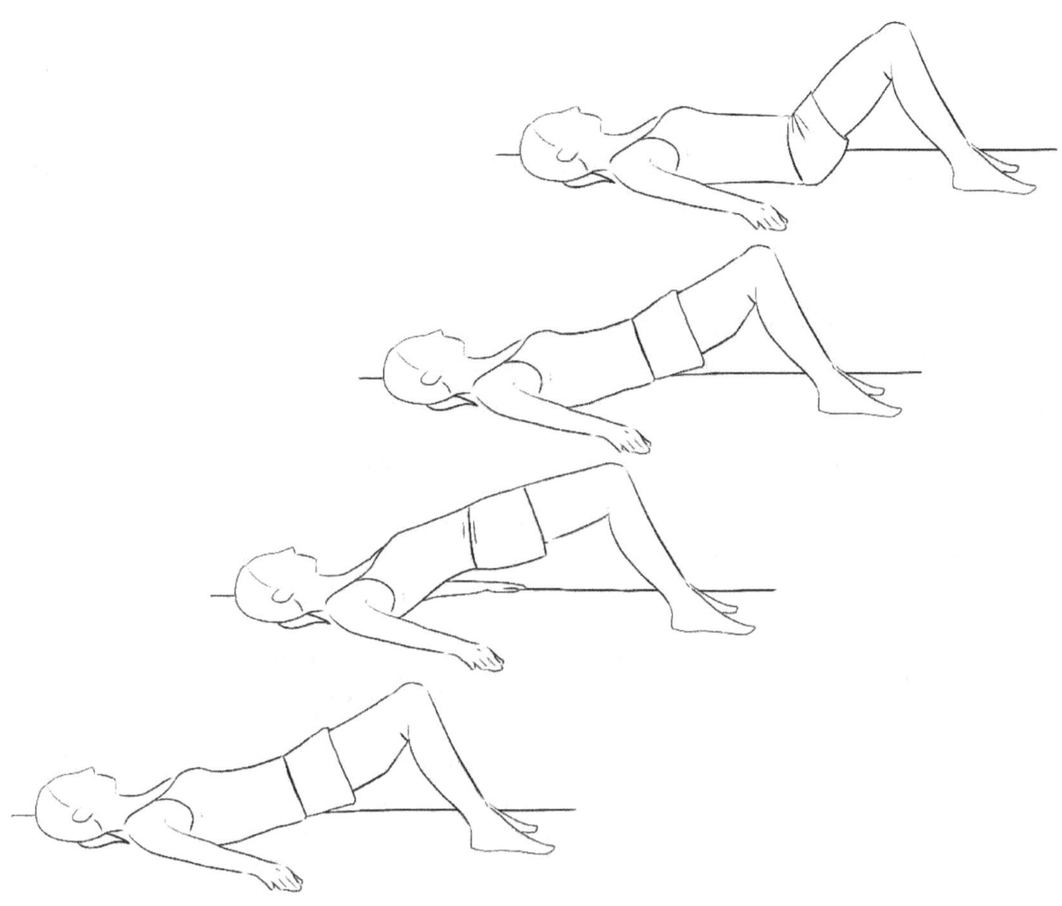

Les planches sont la pierre angulaire de toute routine qui renforce le cœur et le pont des épaules modifié est un excellent moyen de poursuivre les planches, de renforcer les fessiers, de soulever les hanches avec les ischio-jambiers et de maintenir le bas de la colonne vertébrale et le bassin en position neutre tout au long du mouvement.

*Focus*

Créez une ligne droite entre vos axes et vos genoux, et maintenez facilement cette position.

*Répétitions*

4-6

*Visualisation*

Imaginez que vous êtes soulevé par deux crochets, un sur chaque os de la hanche ; imaginez que vous vous pliez au niveau des hanches comme une poupée de chiffon, au fur et à mesure que les hanches s'abaissent.

*Précaution*

Si vous avez des blessures au genou ou des quadriceps extrêmement tendus, vous pouvez ressentir une douleur au niveau des genoux. Dans ce cas, travaillez dans une gamme de mouvements sans douleur en plaçant vos pieds encore plus loin des hanches.

1. Allongez-vous, les jambes écartées et les pieds à plat sur le dos, à l'écart des os de l'assise sur le sol, les bras le long du corps. Le bassin et la colonne vertébrale doivent être neutres, la tête et le cou détendus.

2. Inspirez, rentrez les abdominaux, puis allongez la colonne vertébrale.

3. Gardez votre colonne vertébrale neutre pendant que vous expirez (c'est-à-dire, ne vous enroulez pas !), appuyez sur vos pieds et contractez vos fessiers pour soulever vos hanches vers le plafond, créant ainsi une ligne droite de vos aisselles à vos genoux.

4. Inspirez, tout en maintenant cette position, pour ressentir la longueur des épaules aux genoux, en passant par la colonne vertébrale et l'articulation de la hanche.

5. Expirez et laissez tomber progressivement les hanches sur le tapis, tout en maintenant une colonne vertébrale neutre.

A' FAIRE : Continuez à rentrer vos muscles abdominaux.

A' FAIRE : Maintenir tout au long du mouvement une position neutre du bassin et de la colonne vertébrale ; ne pas rouler vers le haut ou vers le bas.

À NE PAS FAIRE : Soulever les hanches si haut que les arcs de la colonne lombaire (mouvements d'extension).

# ÉTIREMENT DE LA COLONNE VERTÉBRALE VERS L'AVANT, MODIFIÉ

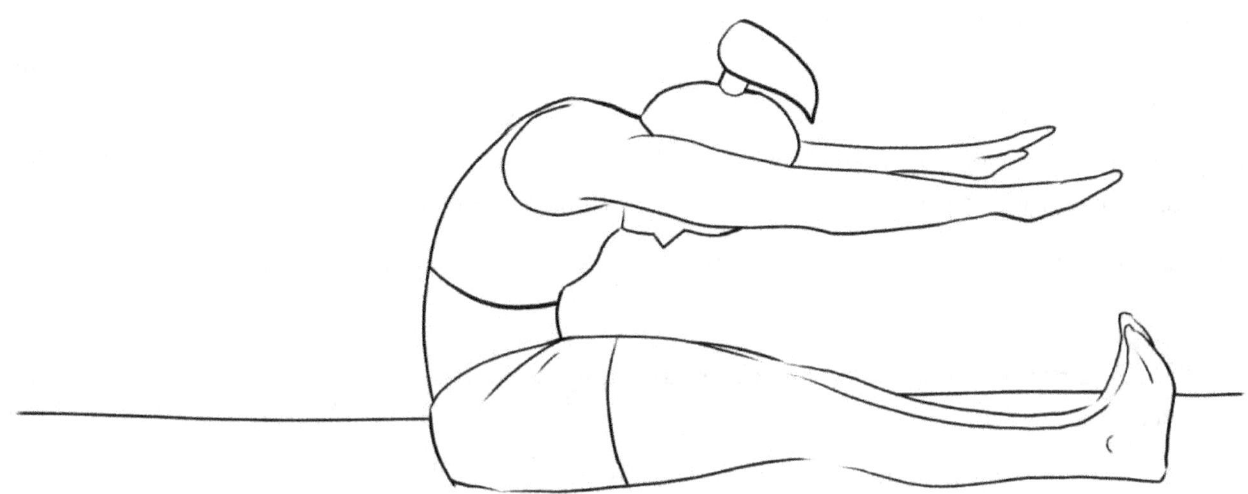

Il s'agit d'un exercice de niveau 1 visant à renforcer la conscience musculaire au niveau du front et de l'arrière de la colonne vertébrale. Il permet de cultiver à la fois la souplesse du tronc et une meilleure posture au fil du temps. Nous avons modifié la position de départ dans la version d'introduction modifiée pour aider à obtenir un bassin neutre et éliminer toute gêne au niveau des hanches, des ischio-jambiers ou du bas du dos.

*Focus*

Roulez vers le bas, puis, une vertèbre à la fois, à travers la colonne vertébrale.

*Répétitions*

4-6

*Visualisation*

Imaginez que votre colonne vertébrale soit un morceau de ruban adhésif collé au mur - vous le décollez lentement du mur, puis vous le remontez de bas en haut jusqu'au mur.

*Précautions*

Arrêtez cet entraînement si vous souffrez d'une affection de la colonne vertébrale, d'ostéoporose, d'une hernie discale ou d'une cyphose thoracique exagérée.

1. Asseyez-vous sur une chaise ou croisez les jambes sur un coussin - quelle que soit la position assise, elle permet de commencer l'exercice dans une position neutre du point de vue du bassin et de la

colonne vertébrale. Posez vos mains confortablement sur vos cuisses, parallèlement à vos jambes écartées et légèrement plus larges que la distance entre les hanches.

2. Inspirez et tirez votre nombril sur votre colonne vertébrale, en allongeant votre tête par le haut.

3. Expirez en descendant une vertèbre à la fois, en commençant par incliner le menton vers la poitrine, puis en arrondissant le haut du dos, le milieu du dos et le bas du dos. Restez neutre au niveau du bassin.

4. Inspirer dans cette position, en maintenant la connexion abdominale et la forme de la colonne vertébrale, tout en sentant que l'air recouvre les côtes, le dos et les côtés.

5. Expirez en revenant à la verticale pour "dérouler" le torse, en remontant une vertèbre à la fois.


A' FAIRE : A partir des hanches, basculez vers l'avant, gardez le bassin neutre, les épaules ouvertes et les ailes baissées.

A' FAIRE : Gardez vos abdominaux plats pendant que vous faites l'exercice.

À NE PAS FAIRE : Arrondir les épaules vers l'avant.

À NE PAS FAIRE : Coincer le menton dans la poitrine.

## PLONGEON DES CYGNES, MODIFIÉ

Le plongeon des cygnes est une activité de pointe qui met à l'épreuve la flexibilité de la colonne vertébrale, la force du tronc et la conscience du corps. Cet exercice et le Plongeon des cygnes modifié de niveau 2 sont les éléments de base du Plongeon des cygnes classique avancé de Joseph Pilates. Dans cette version modifiée, l'accent est mis sur la flexibilité de la colonne vertébrale.

L'exercice ouvre la ligne de front du corps, contrant ainsi les effets de la position assise tout au long de la journée. Il renforce également les muscles du dos et tonifie les fessiers et les ischio-jambiers (ce qui donne un petit coup de pouce aux fesses !).

*Focus*

Déplacer la douleur ou l'inconfort pour que la colonne vertébrale se mette en extension complète et régulière.

*Répétitions*

4-6

*Visualisation*

Imaginez que vous vous allongez, que vous allongez la tête par le haut et que vous mettez la colonne vertébrale en extension.

*Précautions*

Les personnes souffrant d'une cyphose thoracique exagérée peuvent être amenées à modifier certains exercices. Les personnes souffrant d'une lordose exagérée de la colonne lombaire peuvent avoir besoin de réduire l'amplitude des mouvements ou d'éviter l'exercice. Si l'on vous a déconseillé l'extension de la colonne vertébrale (flexion du dos), veillez à limiter l'amplitude des mouvements et à soutenir les muscles abdominaux dans cette position.

1. Allongez-vous sur le ventre, les jambes écartées à la largeur des épaules et les genoux dirigés vers les côtés. Le bassin et la colonne vertébrale doivent être neutres. Placez vos mains sur le sol, les coudes pliés, juste à l'extérieur des épaules.

2. Inspirez pour ramener le nombril vers la colonne vertébrale et allongez le corps jusqu'au sommet de la tête.

3. Pour soulever votre épaule, votre cage thoracique, votre tête et éventuellement les os de la hanche du tapis de façon aussi souple que possible, appuyez sur vos mains en expirant. Vos coudes peuvent ou non se redresser complètement.

4. Inspirez en fin de course.

5. Expirez en pliant les coudes et en abaissant le torse jusqu'à la position de départ.


A' FAIRE : Maintenez vos ailes vers le bas et détendez votre dos.

A' FAIRE : Tout au long du mouvement, le nombril doit rester collé à la colonne vertébrale.

À NE PAS FAIRE : Soulever ou arrondir les épaules vers l'avant.

A NE PAS FAIRE : Soulever les cuisses du tapis.

## SIRÈNE EXTENSIBLE

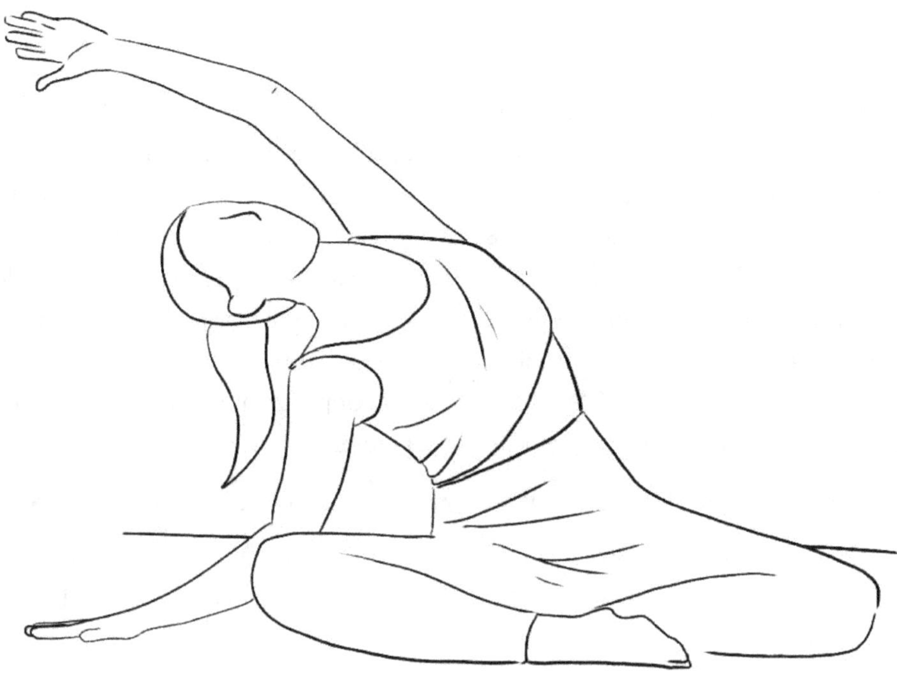

Cet étirement augmente la flexibilité de la colonne vertébrale en flexion latérale et tend à augmenter l'espace entre les côtes pour créer une sensation de respiration expansive.

*Focus*

Augmentez l'amplitude du mouvement en pliant la colonne vertébrale d'un côté à l'autre, sans vous pencher vers l'avant ni effectuer de rotation.

*Répétitions*

Chaque côté 3 à 5

*Visualisation*

Imaginez un geyser ou une fontaine d'eau qui jaillit avant de s'incliner ; faites de même en vous penchant vers l'arrière.

*Précautions*

Si l'on vous a conseillé d'éviter les flexions latérales en raison de problèmes de colonne vertébrale (hernie discale, blessure, etc.), ne travaillez ou n'éviter l'exercice que dans une amplitude de mouvement sans douleur.

1. Asseyez-vous sur le sol, en position neutre, les genoux pliés et les pieds à plat, les hanches et le cou sur les os de l'assise. Maintenez votre colonne vertébrale neutre (bien que le bassin se déplace) et déplacez vos jambes vers la droite, à l'extérieur de votre hanche droite. Le talon gauche est le plus proche de la hanche droite, le talon droit est à l'extérieur du pied gauche. Maintenez votre poids principalement sur la hanche gauche, mais essayez d'atteindre le sol avec l'os de l'assise droite. Veillez à ce que votre colonne vertébrale soit aussi droite que possible ; vous rentrez et montez les muscles abdominaux, et vos ailes sont abaissées. Placez la main droite sur le pied droit et levez la main gauche au-dessus de la tête. C'est la position de départ pour faire l'étirement de la sirène vers la droite. (Inversez ces instructions pour le côté gauche).

2. Inspirez profondément, puis tendez le bras gauche plus loin et allongez la colonne vertébrale.

3. Engagez les muscles abdominaux et penchez-vous latéralement vers la droite tout en expirant doucement, gardez votre bras gauche près de votre oreille gauche et tendez le bout de vos doigts vers le mur opposé.

4. Inspirez profondément et restez dans l'étirement, en vous étirant plus loin et en élargissant les côtes gauches.

5. Expirez complètement et revenez à la position de départ.

6. Basculez les jambes de l'autre côté pour répéter l'exercice.

A' FAIRE : Pensez à soulever la cage thoracique vers l'avant du bassin tout en vous penchant sur le côté.

A' FAIRE : Garder les muscles abdominaux contractés.

À NE PAS FAIRE : Tourner l'épaule vers le tapis.

# L'ÉVALUATION DE VOS PROGRÈS

Tout comme les fondations d'un bâtiment mettent des mois à se construire alors que le reste de l'édifice semble surgir très rapidement, les fondations de la méthode Pilates mettent du temps à s'établir. Nous avons créé ce questionnaire pour que vous puissiez être influencés, et non découragés ! Il s'agit d'une question de prise de conscience tout autant que de développement des compétences. Chaque corps est différent. La compréhension des concepts de la méthode Pilates est plus importante que l'exécution "parfaite" de chaque exercice.

Si vous répondez oui à toutes les questions ci-dessous, félicitations - il est temps de passer au niveau 1 ! Si vous répondez " oui " à la plupart des questions, mais pas à toutes, passez au niveau 1, mais restez fidèle aux activités du système pour débutants pour tout ce à quoi vous répondez " non ". Si vous répondez "non" à la plupart des questions, ne vous inquiétez pas ! Restez une semaine de plus dans le programme d'introduction afin de vous assurer que votre corps soit suffisamment solide pour passer au niveau suivant. Quelle que soit l'impression que vous donne votre auto-évaluation, rappelez-vous que vous faites des progrès importants.

1. Le concept d'empreinte a-t-il un sens pour vous ? Dans des activités comme le cent, modifié, ou le criss-cross, modifié, pouvez-vous maintenir une position d'empreinte ?

2. Dans tous les exercices, pouvez-vous maintenir vos abdominaux plats et actifs ? Répétez les exercices sans qu'il y ait de ressauts ? Êtes-vous conscient des craquements lorsqu'ils se produisent ?

3. Est-il judicieux d'utiliser l'expression "ailes en bas" ? Avez-vous une conscience musculaire qui vous permet d'obtenir ce résultat ?

4. Savez-vous qu'est-ce que vous modifier et quand ? Connaissez-vous vos seuils ? Par exemple, quand cessez-vous d'abaisser vos jambes pour protéger le bas de votre dos ? Quand limiter l'amplitude des mouvements de rotation, la flexion du dos et la flexion latérale ?

# FOCUS : La centaine de Pilates

La Centaine, est l'un des exercices les plus importants de la méthode Pilates. C'est le premier exercice que Joseph Pilates a décrit dans *Return to Life Through Contrology*, et c'est le premier exercice que la plupart des instructeurs de Pilates enseignent à leurs élèves. Ce n'est pas une coïncidence : La Centaine vous réchauffe, stimule votre cerveau, fait battre votre cœur et relie votre corps et votre esprit.

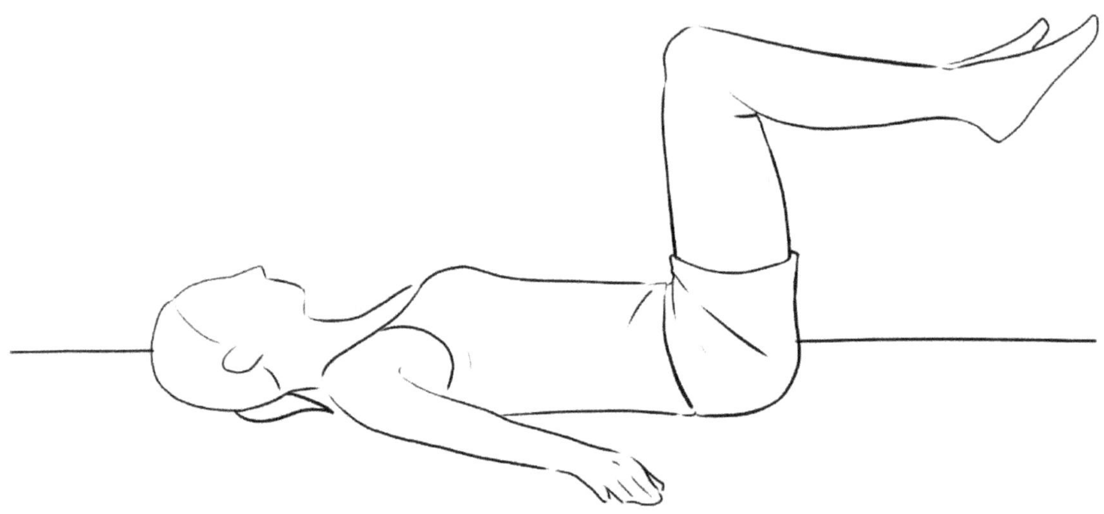

## *Ce qu'il faut savoir sur la Centaine*

La Centaine fait partie intégrante de l'échauffement de toutes les séances de Pilates et réchauffe votre corps de plusieurs façons : en améliorant votre respiration, en renforçant vos muscles centraux, en étirant et en ouvrant votre colonne vertébrale et votre poitrine, en stimulant votre cœur et en accélérant la circulation du sang dans tout votre système.

La Centaine peut être un exercice extrêmement difficile, mais les modifications apportées au niveau débutant rendent la Centaine faisable pour les débutants en Pilates. Il s'agit d'un exercice important à maîtriser ; les compétences de base que vous apprenez dans la Centaine sont essentielles à la méthode Pilates de conditionnement du corps (et elles permettent à votre corps de fonctionner au mieux de sa forme).

Qu'est-ce que la centaine ?

Le mouvement de base de la Centaine consiste à s'allonger sur le dos, la tête et les épaules soulevées et courbées vers l'avant, les jambes tendues en l'air à un angle déterminé par votre capacité actuelle - le niveau de difficulté que votre corps est capable d'affronter efficacement et en toute sécurité (plus vos jambes sont basses, plus la Centaine devient difficile). Vous pompez ensuite vos bras de haut en bas pour stimuler votre cœur, tout en respirant profondément. Lorsque vous faites la Centaine, rien ne bouge à part vos bras ; vos jambes restent immobiles et votre ventre est ramassé et puissant.

Ce que fait la centaine

L'exécution de la centaine vous apporte un certain nombre d'avantages importants :

- La Centaine améliore votre respiration en élargissant votre cage thoracique et vos poumons, en particulier la partie arrière de vos poumons, importante et souvent négligée. En allongeant et en renforçant les muscles qui entourent la cage thoracique, la Centaine transforme vos poumons en un formidable soufflet qui aspire l'air frais et rejette l'air vicié.

- La Centaine développe un abdomen fort et plat et un "noyau" solide. Elle fait travailler les muscles importants de votre tronc, en particulier la couche la plus profonde des muscles du corset de votre abdomen, le *muscle transversal.*

- Le mouvement des cent renforce et allonge la colonne vertébrale, le haut de la colonne s'enroulant vers le haut et vers l'avant tandis que les jambes s'étirent dans la direction opposée.

- La Centaine concentre votre esprit ; en tant que premier exercice, vous l'utilisez pour stimuler et éveiller tous les principes de la méthode Pilates - conscience et concentration, centrage, contrôle précis, mouvements fluides, énergie opposée et respiration.

La Centaine tire son nom du nombre maximum de mouvements de pompage des bras que vous effectuez. Joseph Pilates recommandait de ne pas dépasser dix respirations (avec cinq pompes pour chaque inspiration et chaque expiration, soit un total de 100 pompes) au cours d'une séance d'exercice, car cela soumettrait votre système à un stress excessif.

- La Centaine stimule votre cerveau et votre système nerveux en vous obligeant à coordonner le comptage, le pompage des bras et la respiration tout en maintenant la bonne forme de votre corps.

- La Centaine intègre l'ensemble du corps en une seule entité puissante, car elle permet de relier la force du haut et du bas du corps à celle de la centrale électrique.


## *Conseils et précautions pour faire la centaine*

La Centaine fait partie de chaque séance d'entraînement, il est donc important de la réussir avant de passer à autre chose. Voici quelques conseils à garder à l'esprit lors de l'apprentissage de cet exercice de Pilates :

- Rappelez-vous qu'en faisant les Cent, votre ventre rentre continuellement et remonte le long de votre colonne vertébrale (dans l'échancrure). Cela signifie que votre respiration profonde s'étend à travers la cage thoracique, dans vos aisselles, sous vos clavicules et entre vos omoplates, plutôt que de gonfler votre ventre vers l'extérieur.

- Une partie importante de votre travail dans les Cent consiste à renforcer vos abdominaux et à maintenir votre dos stable. Par exemple, lorsque vous expirez, imaginez que votre ventre soit pressé le long de votre colonne vertébrale par un puissant corset à lacets à l'ancienne. Ne perdez pas la sensation de ce soutien corseté ; imaginez plutôt que le corset se resserre à chaque inspiration et expiration. De cette façon, votre boucle abdominale s'approfondira à chaque respiration, améliorant ainsi votre soutien.

- Pendant que vous faites les Cent, veillez à ce que votre dos reste plat et stable sur le sol. La cambrure du dos comprime la région lombaire de la colonne vertébrale et exerce une pression sur le cou.

Si vous ressentez une tension ou une gêne au niveau du cou ou du bas du dos, ajustez votre position en pliant ou en abaissant vos jambes ou en élargissant vos épaules et réduisez le nombre de répétitions. Ne continuez pas à travailler si vous avez de la douleur. Votre capacité à effectuer la Centaine s'améliorera avec le temps.

- Gardez vos jambes à un niveau qui vous permette de garder votre dos stable et le long du tapis. Si vos jambes sont trop basses pendant la Centaine, vous exercez une pression excessive sur votre dos et votre cou. Si vous remarquez que vous essayez de vous soulever ou de vous décoller du sol, pliez les genoux ou levez les jambes. Vous pouvez abaisser vos jambes au fur et à mesure que vos compétences augmentent.

- Lorsque vous relevez le haut de votre colonne vertébrale, vos épaules et votre tête du sol, votre objectif est de garder vos épaules larges et ouvertes afin de mieux respirer et de libérer le mouvement de votre bras de la ceinture scapulaire. Si vous remarquez que vos épaules ont tendance à se rapprocher de vos oreilles ou de votre poitrine, relâchez-les dans une position plus large.

- Courbez votre cou et le haut de votre colonne vertébrale vers l'avant, comme une unité, tout en vous allongeant et en vous étirant dans le mouvement. Ne tirez pas vos épaules vers le haut avec votre tête et n'inclinez pas votre menton vers l'extérieur. Vous risquez de vous faire mal au cou si vous faites le mouvement de la centaine dans une mauvaise position.

<u>*L'exercice de base de la centaine*</u>

La Centaine de base est une version intermédiaire de cet important exercice de Pilates. Si vous êtes débutant, utilisez les modifications pour débutants ; les sections suivantes vous présenteront également des modifications avancées. Quel que soit votre niveau ou les modifications que vous utilisez, les étapes suivantes représentent les mouvements de base et les directions respiratoires de cet exercice.


## Pas à pas dans la centaine de base

Dans l'exercice de la Centaine, vous utilisez le Pilates scoop, le Upper Body Curl et d'autres mouvements fondamentaux de la méthode Pilates abordés dans les sections précédentes :

1. Allongez-vous sur le dos, les genoux pliés, les pieds à plat sur le tapis, les jambes serrées l'une contre l'autre. Les bras sont étendus le long du tapis, près des côtés, les doigts pointant vers les pieds.

2. Inspirez à fond, en rentrant le ventre et en remontant la colonne vertébrale ; puis expirez en enroulant le haut de la colonne vertébrale, les épaules et la tête au-dessus du sol, en suivant le mouvement fondamental de la flexion du haut de la colonne vertébrale, que vous avez pratiqué dans le mini-exercice de l'enroulement du haut du corps. Ne vous contentez pas de vous pencher vers l'avant dans l'espace ; vous allez contracter vos abdominaux et comprimer votre colonne vertébrale. Essayez d'enrouler et d'étirer les vertèbres supérieures de votre colonne vertébrale vers le haut et vers l'avant, comme une vague s'enroule sur un surfeur. Idéalement, les extrémités inférieures de vos omoplates restent en contact avec le sol.

3. Laissez vos yeux se concentrer sur votre ventre bombé pendant que vous inspirez, puis expirez profondément pour remonter vos genoux, un à la fois, vers votre poitrine tout en levant vos bras et vos mains à la hauteur de vos épaules, paumes vers le bas.

Pendant que vous faites les cent, gardez les épaules larges et la poitrine ouverte. Le fait de rentrer les épaules vers la poitrine ou de les remonter vers les oreilles vous empêche de respirer profondément, déséquilibre votre posture et diminue l'efficacité de cet exercice.

N'oubliez pas de maintenir votre position corporelle stable et bien soutenue à tout moment. Pour ce faire, engagez vos abdominaux ainsi que les autres muscles qui s'attachent à votre bassin, notamment les fesses, les cuisses et le plancher pelvien (les muscles qui relient le coccyx, les os de la ceinture abdominale et le pubis). Et ne courbez pas le dos !

4. Laissez votre prochaine inspiration allonger votre colonne vertébrale dans les deux sens ; puis approfondissez votre respiration pour expulser l'air de vos poumons. Cette action stabilise votre bassin et le bas de votre dos pendant que vous tendez vos jambes vers le haut et vers l'extérieur jusqu'à l'angle qui donne à la Centaine le niveau de difficulté que votre corps peut atteindre en toute sécurité et de manière efficace.

5.   Inspirez profondément pendant que vous pompez vos bras dans un mouvement de haut en bas cinq fois ; puis expirez complètement pendant que vous continuez à pomper vos bras de haut en bas cinq fois de plus. Gardez vos poignets plats et droits, ne verrouillez pas vos coudes et ne laissez pas vos mains ou vos bras toucher votre corps ou le sol. Le mouvement de pompage doit être vigoureux mais sans tension, et doit s'élever à environ 10 pouces du sol.

Lorsque vous pompez vos bras dans la Centaine, imaginez que vos bras se déplacent contre une légère résistance, comme si vous tiriez une pagaie de canoë dans l'eau. Vos bras doivent être forts et sans tension.

6.   Répétez les étapes 5 et 6 jusqu'à neuf fois, mais ne dépassez pas 100 mouvements (dix inspirations et expirations complètes).

7.   Restez conscient et concentré pendant que vous pliez lentement vos genoux vers votre poitrine, que vous placez vos pieds sur le tapis, puis que vous abaissez vos épaules, votre cou et votre tête avec contrôle jusqu'à ce que vous soyez au repos. Remarquez ce que vous ressentez. Avez-vous chaud ? Votre ventre brûle-t-il ? Votre esprit est-il éveillé ?


## Ce qu'il faut retenir en faisant la centaine

Vous tirerez le meilleur parti de l'exercice de la Centaine si vous gardez à l'esprit quelques idées importantes tout au long des mouvements. Rappelez-vous que chaque respiration vous mène à de nouvelles découvertes sur votre santé, votre corps et votre esprit. Restez conscient et présent pendant l'exercice des Cent. Vérifiez constamment votre corps pour voir si vous ne perdez pas le contrôle de la situation. Posez-vous la question : Mon cou est-il détendu ? Que font mes épaules ? Mes mouvements de bras sont-ils fluides ? Mon ventre rentre-t-il toujours dans ma colonne vertébrale ? Est-ce que j'expire aussi complètement que possible ? Mes jambes s'étirent-elles toujours en longueur tout en se serrant l'une contre l'autre ? En d'autres termes, entretenez le dialogue entre votre esprit et votre corps.

# FOCUS : Le « roll-up » ou roulade

Le roll-up est essentiel à tous les exercices de Pilates sur tapis. Joseph Pilates considérait que l'action d'enrouler et de dérouler la colonne vertébrale faisait partie intégrante de la méthode Pilates. L'action de rouler "nettoie vos poumons" des impuretés, disait-il, tout en "redonnant à votre colonne vertébrale" son état normal et naturel de souplesse et de force uniformes. C'est pourquoi de nombreux exercices de Pilates intègrent les mouvements et les compétences que vous apprenez lors de l'enroulement.

## *Ce qu'il faut savoir sur le roll-up*

La roulade est un exercice d'échauffement important qui permet d'assouplir et d'étirer les articulations et les muscles, tout en stimulant le cœur et en améliorant la technique de respiration. En particulier, la roulade donne aux articulations et aux muscles de la colonne vertébrale et du dos un précieux "massage" qui stimule la circulation et la partie du système nerveux logée dans la colonne vertébrale. Cette action de massage permet au roll-up de promouvoir la connexion essentielle entre le corps et l'esprit, qui est un avantage important de la méthode Pilates.

La roulade rend votre corps et votre esprit plus forts, plus souples et capables d'un contrôle plus précis, et elle continue à développer vos capacités dans ces domaines à chaque répétition. Chaque roulade que vous faites est légèrement différente de la précédente, car votre corps change et votre formation et votre expérience s'approfondissent.

Joseph Pilates a conçu l'enroulement pour favoriser une respiration saine et profonde, ce qui en fait un outil important pour oxygéner votre sang et améliorer votre circulation, ainsi que pour renforcer les muscles du tronc et pour construire une colonne vertébrale forte, flexible et bien alignée.

Qu'est-ce que le Roll-Up ?

Le Roll-up est similaire à un redressement assis à l'ancienne, mais il met l'accent sur l'étirement et l'articulation de la colonne vertébrale, plutôt que sur le soulèvement du torse du sol. Dans un exercice de base, vous vous allongez sur un tapis d'entraînement, les jambes tendues, les bras et les mains étendus au-dessus de vos yeux. Dans la plupart des versions, vous tenez une barre ou un bâton dans vos mains et, les bras tendus, vous roulez lentement votre colonne vertébrale vers le haut et vers l'avant, une vertèbre à la fois, en étirant votre tête et vos bras vers vos orteils, tout en maintenant votre ventre creux. En reculant, vous rentrez à nouveau vos abdominaux et remontez l'avant de votre colonne vertébrale et vous articulez vertèbre par vertèbre jusqu'à ce que vous reveniez à la position initiale. Chaque fois que vous répétez l'exercice, votre colonne vertébrale s'assouplit et vos abdominaux se renforcent.

## Ce que fait le Roll-Up

Comme nous l'avons déjà mentionné, le Roll-Up offre un certain nombre d'avantages physiques et mentaux importants :

- C'est un élément clé de tout échauffement Pilates, et il est particulièrement efficace pour favoriser une respiration profonde et saine et préparer votre colonne vertébrale et vos jambes à l'exercice de Pilates à venir.

- C'est également un outil important de la méthode Pilates pour articuler la colonne vertébrale et augmenter sa force et sa flexibilité.

- Il permet de masser les muscles et les articulations de la colonne vertébrale, de favoriser la circulation sanguine et de réveiller le système nerveux.

- Il étire les muscles ischio-jambiers et les muscles des mollets, du cou et des aisselles, tout en favorisant la solidité et la souplesse des articulations de la hanche.

- Il augmente l'amplitude de mouvement, la force et la souplesse de l'épaule.

Comme pour tous les exercices de Pilates, dans l'enroulement, vous travaillez à allonger tous vos muscles, même lorsque vous les contractez. Par exemple, vous ne laissez pas vos abdominaux se raccourcir, se tasser ou se contracter lorsque vous vous enroulez vers l'avant. Au contraire, vous gardez vos abdominaux longs et rentrés le long de votre colonne vertébrale, même si vous les sollicitez pour soulever le poids du haut de votre corps. Cette action démontre le principe directeur unique de la méthode Pilates de l'énergie opposée. Il s'agit d'une technique essentielle pour développer des tissus musculaires puissants et souples et construire un corps fort et flexible.

Vous ressentirez immédiatement l'impact des avantages précédents, mais le Roll-Up a également des avantages à long terme qui se manifestent au fil du temps. Parmi ces avantages, citons

- Des ischio-jambiers (muscles qui remontent à l'arrière des cuisses) longs et sains : Des ischio-jambiers forts et souples sont essentiels à la santé de la colonne vertébrale et à un bon alignement du bassin. Si vos ischio-jambiers sont courts, raides et tendus, ils maintiennent le bassin rigide et compromettent le mouvement de vos jambes et de votre colonne vertébrale. Avec le temps, ces problèmes de posture et de mouvement peuvent entraîner des problèmes de hanche, de genou, de bas du dos, d'épaule et de cou.

- Une ceinture scapulaire bien développée : La pratique régulière de la roulade permet de relâcher les tensions au niveau du cou et des épaules, ce qui favorise des mouvements sains et une posture droite et stable. Une ceinture scapulaire saine et une posture bien alignée vous aident à respirer profondément et à penser clairement.

- Les avantages à long terme d'une colonne vertébrale forte et souple et d'abdominaux puissants, qui favorisent une vie sans douleur et sans blessure.

## *Conseils et précautions pour le Roll-Up*

Le Ropll-Up est un exercice sûr et efficace, mais vous devez garder quelques points à l'esprit lorsque vous apprenez la bonne technique:

- Veillez à utiliser les muscles de votre ventre (en les faisant remonter le long de la colonne vertébrale) pour soulever votre tête, votre colonne vertébrale et vos bras en direction de vos pieds ; n'abusez *pas* de votre dos.

- Gardez vos bras et vos poignets droits, mais non verrouillés, lorsque vous les tendez vers l'avant. Cela permettra d'alléger les tensions sur les épaules et le cou.

- Les mouvements doivent être séquentiels et fluides, tout en étant forts. Ne soulevez pas votre torse. Vous constaterez peut-être qu'une partie de votre colonne vertébrale est moins souple que les autres. Pour que vos roll-up restent fluides, essayez de synchroniser votre expiration à différents moments du roll-up pour donner à vos muscles abdominaux une force plus uniforme lorsque vous soulevez du sol la partie la moins souple de votre colonne vertébrale. Si vous expirez au moment le plus difficile de votre enroulement, vous pourrez obtenir une meilleure articulation à cet endroit.

- Les muscles tendus ont besoin d'être cajolés et massés, et non d'être tendus et tirés. Utilisez l'exercice pour étirer votre dos et vos ischio-jambiers en douceur au fil du temps. Vous n'êtes pas en compétition avec quelqu'un pour voir jusqu'où vous pouvez vous étirer vers vos orteils.

- N'oubliez pas de tendre la tête, la colonne vertébrale et les mains vers l'avant. Ne fatiguez pas votre cou ou vos épaules.

- Gardez les jambes serrées et droites, en descendant le long du tapis ; ancrez vos pieds sous une courroie ou un meuble, si nécessaire.

- Gardez votre bassin stable. Ne laissez pas votre bassin s'enfoncer ou se cambrer lorsque vous soulevez le haut de votre corps.

- Surtout, respirez !

## *L'exercice de base du roll-up*

Les étapes de la section suivante décrivent la procédure standard pour l'exécution du roll-up à un niveau intermédiaire. Les sections suivantes proposent des modifications pour les débutants et les étudiants avancés en Pilates. Quel que soit votre niveau de compétence et de forme physique, vous adapterez l'exercice suivant en appliquant les modifications appropriées à ces étapes de base.

Pas à pas dans le roll-up de base

Pour passer de l'exercice de la Centaine,  inspirez en allongeant les jambes le long du tapis tout en les serrant et en fléchissant les pieds vers le haut. Si vous utilisez une barre, prenez-la et tenez-la avec les mains écartées à la largeur des épaules.

Dans cette position, expirez en levant les bras vers le plafond, puis suivez les étapes suivantes :

1.  Inspirez en décollant la tête, le cou et les épaules du sol de façon séquentielle et en douceur, jusqu'à ce que votre tête se trouve entre vos bras. Continuez à vous enrouler vertèbre par vertèbre jusqu'à ce que votre cage thoracique soit décollée du tapis.

2.  En expirant, rentrez votre ventre plus profondément et remontez le long de votre colonne vertébrale tout en continuant à articuler vos vertèbres (exactement comme une roue) jusqu'à ce que vous ayez décollé tout votre torse du tapis et que votre tête et vos mains atteignent vos pieds. Votre colonne vertébrale et vos bras sont maintenant parallèles au sol et votre tête essaie toujours de rester entre vos bras. N'oubliez pas d'engager activement les muscles autour de votre bassin et de garder vos genoux droits et serrés l'un contre l'autre. À ce stade, tous les muscles de votre corps s'étirent ou travaillent et le mouvement de rouler vers l'avant a chassé tout l'air de vos poumons.

3.  Inspirez en commençant à rouler votre bassin puis votre colonne vertébrale vers le tapis. Rappelez-vous que l'inspiration fait rentrer votre ventre et le fait remonter le long de votre colonne vertébrale, tout en éloignant vos ischio-jambiers et l'intérieur de vos cuisses qui descendent le long du tapis vers vos pieds - une source importante d'énergie d'opposition. Déposez doucement (sans appuyer) une vertèbre à la fois le long du tapis, en ramenant votre ventre et en allongeant votre colonne vertébrale.

4.  En expirant, continuez à vous dérouler vers l'arrière jusqu'à ce que vous ayez étiré successivement toute votre colonne vertébrale, vos épaules, votre cou et votre tête sur le tapis. Vos bras sont au-dessus de vos yeux et tendent vers le plafond, tandis que vous reprenez la position que vous aviez au début du roll-up.

5.  Répétez les étapes 1 à 4, cinq à huit fois. À chaque répétition, essayez d'augmenter la longueur et la profondeur de votre étirement, le degré d'articulation de votre colonne vertébrale et la plénitude de votre inspiration et de votre expiration.

Ce qu'il faut retenir lors du roll-up

Au fur et à mesure que l'on pratique le roll-up, on découvre rapidement qu'il s'agit d'un exercice qui n'a l'air simple qu'en apparence. En fait, il exige une grande concentration, un bon contrôle musculaire et beaucoup de souplesse. Attendez-vous à vous améliorer dans cet exercice avec de la pratique ; pour faire les meilleurs progrès avec le roll-up, rappelez-vous les points suivants :

- Gardez vos jambes et vos pieds immobiles pendant que vous enroulez et déroulez votre colonne vertébrale comme une vague qui s'enroule. Ne laissez pas vos jambes être entraînées vers l'arrière dans le ressac de la vague ; tendez-les vers le bas le long du tapis en opposition au mouvement de votre colonne vertébrale pour les stabiliser.

- N'oubliez pas de serrer les jambes l'une contre l'autre, en gardant les pieds fléchis et les chevilles en contact. Cette action permet également de stabiliser le bas du corps lorsque le haut du corps se déplace au cours de l'exercice.

- Au lieu d'imaginer que seules vos mains tendent vers vos pieds, tendez également la colonne vertébrale et la tête ; ne courbez pas les épaules et ne faites pas le pied de grue.

Si vous ressentez des tensions au niveau du cou, des épaules ou du bas du dos pendant la roulade, arrêtez-vous et déterminez la cause de ces tensions. Si votre position et votre technique de respiration semblent correctes, essayez une ou plusieurs des modifications énumérées dans ce chapitre pour trouver une version de roll-up qui vous convienne. Mettez votre corps au défi avec le Pilates, mais faites-le en toute sécurité.

- Lorsque vous roulez et déroulez le roll-up, utilisez quelques techniques de visualisation pour articuler correctement votre colonne vertébrale. Imaginez que vous faites l'exercice sur un nuage, par exemple, et que vous ne pouvez pas appuyer trop fort avec votre colonne vertébrale ou votre bassin sous peine de tomber à travers. Imaginez que votre colonne vertébrale se déroule de la même façon qu'un cadeau de fête se déroule lorsque vous soufflez dessus. Cela vous aidera à développer une articulation uniforme de la colonne vertébrale. Ou bien, imaginez que le plafond soit très bas et que vous devez vous pencher sous lui lorsque vous enroulez et déroulez votre colonne vertébrale.

- N'oubliez pas d'inspirer et d'expirer complètement pendant le roll-up et de garder la conscience de votre corps tout au long de l'exercice. Une respiration profonde et une forte concentration et conscience sont deux de vos meilleurs alliés pour apprendre et tirer le maximum de bénéfices du roll-up.

# FOCUS : L'étirement de la colonne vertébrale

À ce stade de votre entraînement Pilates, vous venez de terminer deux exercices intenses qui vous font exploser le ventre : les étirements de la jambe simple et de la jambe double. Votre corps est maintenant prêt à changer de rythme et d'espace. Vous vous êtes allongé et avez travaillé à stabiliser votre colonne vertébrale et votre bassin. Maintenant, vous pouvez vous asseoir dans la chute d'eau de la gravité, et aligner et étirer votre colonne vertébrale dans une nouvelle et puissante orientation.

### *Ce qu'il faut savoir sur l'étirement de la colonne vertébrale*

Bien que tous les exercices de Pilates favorisent à la fois la stabilité et la flexibilité en renforçant, en étirant et en développant uniformément votre musculature, chaque exercice a un objectif principal. L'ordre de ces exercices tout au long de la série de travail au sol alterne l'accent mis sur le renforcement, l'étirement, la stabilisation ou l'articulation. La Centaine se concentre principalement sur le renforcement et la stabilité de votre tronc ; le Roll-Up étire et articule votre colonne vertébrale ; le cercle à une jambe renforce la force et la stabilité de votre colonne vertébrale en lui demandant de contrer l'effet asymétrique de votre jambe tournant dans l'espace ; le roulé comme une balle masse et étire à nouveau les muscles de votre dos ; l'étirement à une ou deux jambes Stretches renforcent votre colonne vertébrale et vos abdominaux en leur demandant de travailler dur pour se stabiliser contre le poids en mouvement de vos jambes étendues.

L'étirement de la colonne vertébrale allonge et décompresse votre colonne vertébrale et vous aide à respirer profondément et pleinement. Ces avantages font de l'étirement de la colonne vertébrale un exercice parfait pour toute personne assise devant un ordinateur toute la journée. Faites quelques répétitions de cet exercice pour revitaliser votre corps pendant votre journée de travail (faites-le assis sur votre chaise si vous ne pouvez pas vous asseoir par terre au travail).

L'étirement de la colonne vertébrale s'inscrit parfaitement dans ce schéma en remettant l'accent sur l'étirement et l'articulation de vos articulations et de vos muscles afin de relâcher les tensions et les crispations que vous avez pu développer au cours de votre entraînement. Pendant l'étirement de la colonne vertébrale, votre colonne vertébrale est droite et soutenue par votre tronc au lieu d'un tapis, ce qui lui permet de jouir d'une nouvelle liberté de mouvement. Vos jambes et vos hanches sont soutenues par le sol, de sorte que vos hanches peuvent fléchir librement et vous permettre de vous asseoir droit sur vos os de l'assise dans un bon alignement pelvien, sans crispation ni tension. L'étirement de la colonne vertébrale offre à votre corps la possibilité de regrouper ses forces et de se rafraîchir dans un exercice calme mais puissant.

### Qu'est-ce que l'étirement de la colonne vertébrale ?

Dans l'exercice de base intermédiaire d'étirement de la colonne vertébrale, vous vous asseyez bien droit sur le tapis, les jambes étendues devant vous en forme de V (le tapis officiel de Pilates comprend des caissons de pieds conçus pour guider vos jambes dans la bonne position). Vous tendez les bras devant vous, à la hauteur et à la largeur des épaules, puis vous expirez en étirant votre colonne vertébrale vers l'avant et vers le tapis. Lorsque vous revenez en position verticale, vos poumons se remplissent automatiquement d'air frais.

**Ce que fait l'étirement de la colonne vertébrale**

Comme vous l'avez lu, l'étirement de la colonne vertébrale se concentre principalement sur l'étirement des muscles et des articulations de votre colonne vertébrale afin de les rendre plus flexibles. Mais cet exercice, comme tous les mouvements de Pilates, présente également d'autres avantages :

- Il vous encourage à utiliser votre noyau et tronc pour favoriser une respiration Pilates profonde.

- Il étire les ischio-jambiers, les fessiers et le bas du dos. Comme nous l'avons déjà mentionné, les ischio-jambiers tendus limitent les mouvements des hanches et de la colonne vertébrale, ce qui peut entraîner des schémas de mouvement inefficaces et des blessures dues à l'utilisation abusive.

- Il renforce et équilibre tous les muscles de votre tronc et de votre bassin, y compris les abdominaux, les hanches, le bas du dos, le plancher pelvien, les rotateurs profonds des hanches et l'intérieur des cuisses, ainsi que les ischio-jambiers.

- Il améliore votre posture en alignant vos vertèbres dans la chute d'eau de la gravité et en augmentant la force, la longueur et la flexibilité de votre colonne vertébrale.

- Il améliore la stabilité des épaules et l'amplitude des mouvements, ainsi que la stabilité et le contrôle du bassin.

- Il vous apprend à séparer et à contrôler individuellement les mouvements de vos bras, de vos côtes, de vos épaules et de votre cou, ce qui est important pour prévenir les blessures au cou, aux épaules et aux bras.

- Il calme et concentre le corps, l'esprit et l'âme. La simplicité de l'exercice permet de contrôler et d'équilibrer le niveau d'activité de l'esprit.

## *Conseils et précautions pour l'étirement de la colonne vertébrale*

L'étirement de la colonne vertébrale est apaisant et réconfortant, mais il s'agit d'un exercice puissant. Suivez ces conseils et précautions pour en tirer le meilleur parti :

- Si vous ne parvenez pas à vous asseoir facilement sur vos os iliaques parce que vos ischio-jambiers et/ou vos muscles fléchisseurs de la hanche sont trop tendus, asseyez-vous sur une boîte basse, un annuaire téléphonique ou une serviette roulée, ou pliez légèrement les genoux jusqu'à ce que les muscles nécessaires s'allongent.

- Gardez les épaules basses et larges ; ne les laissez pas se soulever ou s'arrondir vers l'avant dans votre poitrine lorsque vous courbez votre colonne vertébrale.

- Concentrez-vous sur l'articulation de votre colonne vertébrale, une vertèbre à la fois. Lorsque vous vous étirez vers l'avant, ne vous contentez pas de vous pencher. Utilisez l'image de la vague pour allonger, soulever et décompresser votre colonne vertébrale pendant ce mouvement, afin de ne pas froisser et raccourcir vos abdominaux. Lorsque vous vous relevez, utilisez vos muscles abdominaux et la puissance de votre inspiration pour soulever et empiler chaque vertèbre sur la précédente, plutôt que de tirer votre colonne vertébrale vers le haut avec vos muscles dorsaux.

- Gardez les genoux bien droits - ne laissez pas vos jambes s'enrouler ou se dérouler. Cela vous aidera à étirer les muscles tendus des jambes, des hanches et du bas du dos, et vous permettra de mieux renforcer vos abdominaux inférieurs, votre iliopsoas et les muscles du plancher pelvien.

- Expirez complètement et régulièrement, la bouche ouverte, afin de ne pas retenir votre souffle. Veillez à expulser tout l'air de vos poumons.

- Gardez les coudes et les genoux tendus, mais détendus - ne les bloquez pas. Gardez les talons sur le tapis.

- Imaginez que votre colonne vertébrale s'élève comme un grand séquoia, afin que votre mouvement de soulèvement soit puissant et contrôlé. Permettez à l'avant de vos côtes d'être doucement tricotées ensemble. Ne vous cambrez pas et ne contractez pas le milieu de votre dos en poussant vos côtes vers l'avant pour vous soutenir. Sentez la chute d'eau de la gravité s'écouler à travers vos os alignés.

Placez un miroir à côté de vous et observez pendant que vous faites l'étirement de la colonne vertébrale. Recherchez les habitudes de mouvement inefficaces et les endroits où votre colonne vertébrale ne se plie pas ou se plie trop (il se peut que vous vous pliez trop au niveau du cou, du haut du dos ou de la hanche). Utilisez ces informations pour corriger vos habitudes de mouvement et pour assouplir les points rigides de votre colonne vertébrale.


## *Exercice de base d'étirement de la colonne vertébrale*

L'étirement de la colonne vertébrale fait appel à vos compétences dans les mouvements fondamentaux appris précédemment. Si vous avez besoin d'une remise à niveau, relisez ces chapitres avant de commencer l'étirement de la colonne vertébrale.

**L'étirement de base de la colonne vertébrale, étape par étape**

Terminez votre dernier étirement des deux jambes en expirant, puis inspirez en plaçant votre main droite sur votre tibia gauche et en faisant glisser votre jambe droite le long du tapis. Appuyez votre tibia gauche sur vos deux mains et expirez en vous redressant en position assise. Inspirez en tendant les deux jambes devant vous en forme de V, les pieds écartés d'environ un mètre ; gardez les genoux tournés vers le plafond et les chevilles légèrement fléchies. Expirez en levant les bras devant vous, parallèlement au sol, à la hauteur et à la largeur des épaules, paumes vers le bas.

Maintenant, suivez les étapes suivantes pour effectuer l'étirement intermédiaire de base de la colonne vertébrale :

1. Inspirez pour rentrer votre ventre et remonter le long de votre colonne vertébrale ; remplissez complètement vos poumons pour élargir vos côtes et décompresser votre colonne vertébrale (gardez à l'esprit l'image du parapluie qui s'ouvre).

2. Expirez en courbant d'abord la tête, puis la colonne vertébrale vers le tapis, comme une vague qui se jette sur un surfeur, chaque vertèbre suivant individuellement la tête dans un mouvement fluide vers l'avant. Continuez à enrouler le haut de votre corps vers l'avant jusqu'à ce que toute votre colonne vertébrale soit arrondie et que le sommet de votre tête soit aussi proche que possible du tapis. Gardez les genoux droits et utilisez le mouvement d'enroulement pour extraire tout l'air de vos poumons.

3. Commencez à inspirer en pressant vos ischio-jambiers sur le tapis (sans les rentrer) et, à partir de votre pubis, rentrez votre ventre et remontez-le pour empiler les vertèbres les unes après les autres, en revenant à la position verticale. Imaginez que vous appuyez légèrement sur chaque vertèbre le long d'un mur derrière vous pendant que vous vous levez. Lorsque vous serez en position verticale, vos poumons seront complètement gonflés, vos côtes étendues dans toutes les directions et votre colonne vertébrale allongée et décomprimée.

4. Répétez les étapes 2 et 3 quatre fois de plus, en augmentant votre étirement, en affinant l'articulation de votre colonne vertébrale et en approfondissant votre plongée à chaque répétition.

**Ce qu'il faut retenir de l'étirement de la colonne vertébrale**

Vous tirerez le meilleur parti de l'étirement de la colonne vertébrale si vous vous souvenez des principes directeurs de la méthode Pilates et si vous les suivez pendant chaque mouvement de l'exercice :

- Tout en vous concentrant sur les détails spécifiques de chaque mouvement de l'exercice, prenez conscience de votre corps dans son ensemble.

- Utilisez votre ventre bombé pour vous aider à centrer votre énergie.

- Concentrez-vous sur le contrôle précis de votre mouvement vers l'avant pour enrouler et dérouler votre colonne vertébrale, une vertèbre à la fois, et utilisez ce contrôle pour que tous vos mouvements restent fluides et naturels.

- Sentez l'énergie opposée entre le mouvement vers l'avant du haut de votre corps et vos jambes et pieds fermement ancrés. N'oubliez pas de presser vos ischio-jambiers vers le bas et le long du tapis sans les replier pendant que vous soulevez, enroulez et déroulez votre tronc, et remarquez l'étirement lorsque vos bras et vos jambes tirent dans des directions opposées par rapport au centre de votre corps.

- Enfin, n'oubliez pas d'utiliser votre respiration pour vous aider à enrouler et à dérouler le haut de votre corps, ainsi qu'à étendre et à séparer vos côtes et vos vertèbres. Remarquez où vous placez votre souffle et comment le souffle vous aide à bouger et comment le mouvement vous aide à respirer. Minutez votre expiration de façon à ce que la courbure expulse le dernier morceau d'air de vos poumons, et minutez votre inspiration de façon à ce que vos poumons soient à pleine capacité lorsque votre colonne vertébrale termine son mouvement vers le haut.

# EXERCICES DE RENFORCEMENT SUPPLÉMENTAIRES

Les exercices de ce chapitre ne font pas partie du répertoire traditionnel de la méthode Pilates, mais ils sont fabuleux pour développer rapidement la force du tronc. Ces exercices peuvent être effectués à n'importe quel moment de votre parcours dans ce livre, car ils constituent de formidables compléments pour tous les programmes et tous les niveaux. Trois d'entre eux font appel à une bande élastique, qui simule la résistance des ressorts utilisés par Joseph Pilates dans l'équipement d'exercice qu'il a inventé. Les bandes élastiques, comme les ressorts, nécessitent un contrôle tout au long de l'exercice et tonifient ainsi toute la longueur des muscles. Vous pouvez régler l'endroit où vous tenez la bande pour ajuster facilement la tension (donc la difficulté).

## *Planche sur les coudes*

La planche sur les coudes renforce le tronc de manière puissante et efficace en ciblant non seulement les muscles abdominaux, mais aussi la plupart des muscles qui composent le tronc. Grâce à cet exercice simple mais difficile, vous obtiendrez un tronc solide, des bras sculptés, des abdominaux plats et des hanches et des cuisses toniques.

*Focus*

Contractez fermement vos muscles abdominaux et protégez votre tronc en gardant une colonne vertébrale et un bassin neutres.

*Répétitions*

Tenez 30 secondes, puis 1 minute, puis 1 minute et 30 secondes, et ainsi de suite jusqu'à 3 minutes. Si vous pouvez maintenir votre corps en ligne droite des épaules aux talons pendant 30 secondes sans que votre dos ne se cambre ou ne soit douloureux, vous pouvez commencer à essayer de tenir la pose plus longtemps. Si vous sentez votre dos se cambrer ou vous faire mal, posez vos genoux !

*Visualisation*

Imaginez que votre corps soit une flèche, une ligne droite d'énergie partant de vos talons et sortant par le sommet de votre tête.

Précautions

Si vous avez une cambrure exagérée dans le bas du dos, vous devrez augmenter progressivement votre force. Commencez par maintenir la position aussi longtemps que vous pouvez conserver des abdominaux plats, une colonne vertébrale et un bassin neutres. Développez lentement votre force à partir de là.

1. En position à quatre pattes, placez vos deux coudes sur le tapis, directement sous vos épaules. Tendez une jambe, puis l'autre, derrière vous, les orteils rentrés, pour former une ligne droite. Rapprochez votre nombril de votre colonne vertébrale, serrez vos jambes l'une contre l'autre et engagez vos fessiers.

2. Inspirez et expirez doucement, en gardant cette position aussi longtemps que vous pouvez maintenir une forme correcte.


A' FAIRE : Pousser le nombril vers la colonne vertébrale.

A' FAIRE : Gardez votre corps en ligne droite des talons aux épaules.

A' FAIRE : Garder le bassin, la colonne vertébrale et les articulations des hanches neutres.

À NE PAS FAIRE : Laisser la tête tomber sur le tapis.


## *Planche latérale*

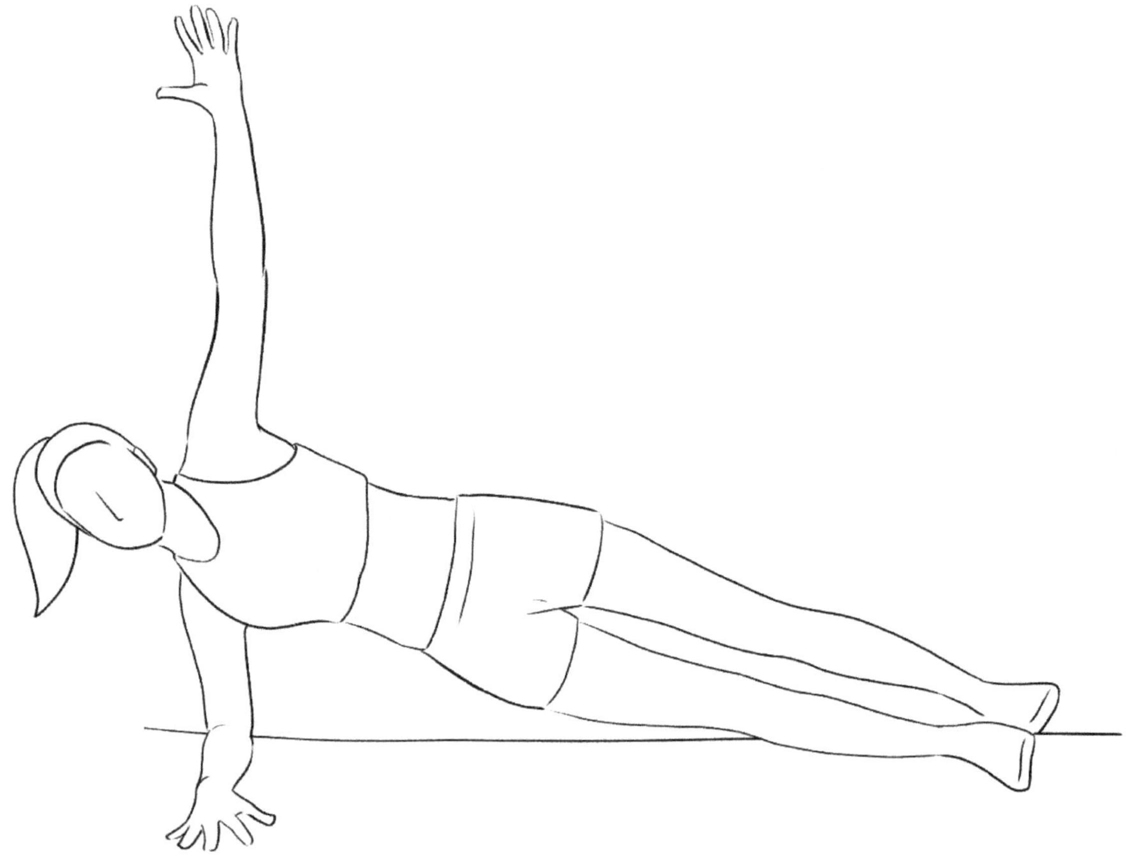

La planche latérale s'appuie sur la planche sur les coudes en sollicitant davantage le serratus anterior, le gluteus medius et les muscles abdominaux obliques pour maintenir la position de la planche latérale. De plus, comme la plupart des individus ont tendance à privilégier un côté par rapport à l'autre, la planche latérale peut être un excellent exercice pour mettre en évidence et corriger ce déséquilibre.

*Focus*

Gardez l'épaule de soutien forte pendant toute la durée de l'exercice et les hanches soulevées pour maintenir une colonne vertébrale et un bassin neutres.

*Répétitions*

Tenir 15 secondes ou jusqu'à 1 minute par côté.

*Visualisation*

Imaginez une ligne droite partant du milieu de vos chevilles jusqu'à votre oreille.

*Précautions*

Si vous êtes sujet à des douleurs cervicales, vous devrez peut-être commencer par tenir cette position très brièvement ou l'omettre complètement. De même, les personnes souffrant de blessures aux épaules devront peut-être réduire le temps de maintien de la position ou effectuer l'exercice à genoux afin d'alléger le fardeau qui pèse sur leurs épaules.

1. Allongez-vous sur un côté des hanches et placez votre coude inférieur directement sous votre épaule, en appuyant votre poids sur le coude. Assurez-vous que vos hanches soient alignées avec votre coude et que vos pieds soient alignés avec vos hanches. Les deux jambes doivent être droites, les genoux, les hanches et les épaules tournés vers l'avant.

2. Inspirez pour vous préparer.

3. Expirez et appuyez sur votre coude et votre pied inférieur pour soulever vos hanches du tapis, en créant un bassin et une colonne vertébrale neutres et en formant une ligne droite de vos chevilles à vos oreilles.

4. Continuez d'inspirer et d'expirer doucement, en maintenant la position aussi longtemps que vous pouvez conserver une forme correcte. Augmentez lentement le temps de maintien de la position au fur et à mesure que vous gagnez en force.

5. Répétez l'opération de l'autre côté.


A' FAIRE : Gardez votre cou long et vos ailes basses et neutres.

NE PAS FAIRE : Laisser les hanches tomber vers le tapis.

NE PAS : S'enfoncer dans l'épaule d'appui.

## *Bras debout avec bande élastique*

Nous avons inclus différentes versions de cet exercice pour cibler les différents muscles de vos épaules et de vos bras afin de vous donner des bras forts et sculptés et des épaules plus galbées.

*Focus*

Sentez les muscles de vos bras travailler sans compromettre votre posture ni ressentir de tension dans le cou.

*Répétitions*

10 à 20 fois par exercice

*Visualisation*

Imaginez que les muscles de votre bras se tonifient sur toute leur longueur, de la même manière qu'une bobine de ressort répartit uniformément l'étirement et la tension.

*Précautions*

Si vous ressentez une tension dans les articulations de l'épaule ou du coude, ajustez la tension si nécessaire.

1. Tenez-vous au milieu de la bande, les pieds écartés de la largeur de l'os de l'abdomen, et saisissez les extrémités avec vos poings, de façon à ce que le bord de la bande sorte du côté du pouce de vos mains. Assurez-vous que votre bassin et votre colonne vertébrale soient équilibrés et que vos ailes sont abaissées. Rentrez vos muscles abdominaux dans votre colonne vertébrale.

2. Pour les biceps : Expirez et pliez les deux coudes pour amener vos poings à vos épaules, en gardant les bras dans l'axe du torse. Inspirez, redressez les deux bras et revenez à la position de départ. Répétez l'exercice.

3. Pour les deltoïdes antérieurs : Expirez et tendez les deux bras vers l'avant jusqu'à la hauteur des épaules ou légèrement vers l'arrière.

*Focus*

Sentez les muscles de vos bras travailler sans compromettre votre posture ni ressentir de tension dans le cou.

*Répétitions*

10 à 20 fois par exercice

*Visualisation*

Imaginez que les muscles de votre bras se tonifient sur toute leur longueur, de la même manière qu'une bobine de ressort répartit uniformément l'étirement et la tension.

*Précautions*

Si vous ressentez une tension dans les articulations de l'épaule ou du coude, ajustez la tension si nécessaire.

1. Tenez-vous au milieu de la bande, les pieds écartés de la largeur de l'os de l'abdomen, et saisissez les extrémités avec vos poings, de façon à ce que le bord de la bande sorte du côté du pouce de vos mains. Assurez-vous que votre bassin et votre colonne vertébrale soient équilibrés et que vos ailes abaissées. Rentrez vos muscles abdominaux dans votre colonne vertébrale.

2. Pour les biceps : Expirez et pliez les deux coudes pour amener vos poings à vos épaules, en gardant les bras dans l'axe du torse. Inspirez, redressez les deux bras et revenez à la position de départ. Répétez l'exercice.

3. Pour les deltoïdes antérieurs : Expirez et tendez les deux bras vers l'avant jusqu'à la hauteur des épaules ou légèrement plus haut. Inspirez et abaissez les deux bras jusqu'à la position de départ. Répétez l'exercice.

4. Pour le deltoïde moyen : Expirez et tendez les deux bras sur les côtés, en gardant les pouces tournés vers le plafond. Inspirez et abaissez les deux bras jusqu'à la position de départ. Répétez l'exercice.

5. Pour les deltoïdes postérieurs : Expirez et tendez les deux bras derrière votre torse, en gardant les bras tendus. Inspirez et revenez à la position de départ. Répétez l'exercice.

6. Pour les triceps : Pliez les deux coudes, en ramenant les poings près des côtes, de façon à ce que les coudes pointent directement vers l'arrière. En gardant les bras fixes dans l'espace, expirez et étendez complètement les coudes pour cibler les triceps. Inspirez et pliez lentement les coudes pour revenir à la position précédente. Répétez l'exercice.

À FAIRE : Maintenez une colonne vertébrale neutre et rentrez les abdominaux.

À FAIRE : Arrêtez si vous ressentez une tension au niveau du cou.

À NE PAS FAIRE : Lever les épaules !

<u>*Se plier et s'étirer avec la bande élastique*</u>

Pendant cet exercice, la bande élastique fournit une résistance contrôlée pour renforcer et tonifier les muscles des jambes tout en ciblant les muscles abdominaux.

*Focus*

Étendre complètement la jambe contre la tension de la bande tout en maintenant la connexion abdominale entre les côtes et les hanches et en conservant la position de l'empreinte.

*Répétitions*

10 à 12 par poste

*Visualisation*

À chaque répétition, imaginez que vous tirez sur vos jambes et que celles-ci s'allongent à chaque fois.

*Précautions*

Si vous souffrez d'instabilité dans le bas du dos, étendez vos jambes sur une diagonale plus élevée pour le protéger. Veillez à ce que votre cou ne soit pas tendu.


1. Allongez-vous sur le dos de votre tapis, les genoux pliés et les pieds à plat sur le sol, le bas du dos pressé dans une empreinte et les muscles abdominaux engagés. Levez vos jambes une à la fois jusqu'à la position de la table, les genoux pliés à angle droit et l'intérieur des cuisses serré l'un contre l'autre. Prenez la bande, décollez votre tête et vos épaules du tapis et enroulez le centre de la bande autour de la plante de vos pieds. Gardez vos pieds fléchis. Tenez les bords de la bande avec vos poings, la bande sortant du côté du pouce de vos mains. Relâchez la tête et les épaules sur le tapis et faites glisser la bande entre les mains jusqu'à obtenir la tension souhaitée. Pliez les coudes, de manière à ce que vos poings pointent vers le plafond, et appuyez vos coudes et l'arrière de vos épaules sur le tapis.

2. Parallèle : Expirez, continuez à serrer l'intérieur des cuisses, rentrez les muscles abdominaux et étendez les jambes sur une diagonale élevée contre la tension de la bande sans bouger les bras. Inspirez et pliez les genoux pour revenir à la position précédente. Répétez l'exercice.

3. Tourné vers l'extérieur : Maintenez la position du corps et de la bande, mais maintenant, à partir de la position jambes parallèles, gardez les talons ensemble et ouvrez les genoux, de façon à ce que vos jambes forment un losange. Les orteils doivent être écartés et les talons rapprochés, la bande entourant toujours la voûte plantaire. Expirez, rentrez les muscles abdominaux, serrez les talons l'un contre l'autre et pressez les pieds dans la bande pour redresser les jambes en une diagonale élevée sans bouger les bras. Inspirez et pliez les genoux pour revenir à la position précédente. Répétez l'exercice.

A' FAIRE : Redresser complètement les jambes !

A' FAIRE : Garder le bas du dos appuyé sur le tapis.

À NE PAS FAIRE : Laisser la tension s'installer dans le cou et les épaules.


### *Se détendre et se défouler avec la bande élastique*

Ce mouvement renforce et tonifie les muscles de l'arrière des jambes, qui peuvent être difficiles à "sentir" dans les exercices de Pilates (bien qu'ils travaillent !). Et, en prime, il donne une sensation instantanée de fesses plus hautes et plus fermes.

*Focus*

Renforce les muscles des fesses et de la partie supérieure de la jambe sans solliciter le bas du dos.

*Répétitions*

8 à 10 fois par exercice, sur chaque jambe

*Visualisation*

Lorsque vous donnez un coup de pied vers l'arrière ou vers le haut, imaginez que votre colonne vertébrale est une tige d'acier qui ne peut pas se plier. Pour le coup de pied vers le haut, imaginez que vous posez une empreinte au plafond.

*Précautions*

Si vous souffrez d'instabilité dans le bas du dos, limitez l'amplitude de vos mouvements afin de vous assurer que le dos ne se cambre pas pendant les exercices.


1. En position à quatre pattes, avancer le pied droit et enrouler le milieu de la bande autour de la voûte plantaire. Tout en tenant les extrémités de la bande, revenez à la position à quatre pattes.

2. Coup de pied en arrière : Expirez et poussez la jambe droite vers l'arrière contre la tension de la bande pour qu'elle soit tendue et alignée avec la hanche. Inspirez, pliez le genou et revenez à la position précédente avec le genou en suspension pour faciliter les répétitions. Faites 8 à 10 répétitions, puis transférez délicatement la boucle de la bande sur le pied gauche et répétez.

3. Coup de pied vers le haut : En gardant le genou plié à un angle de 90 degrés, soulevez la jambe droite vers l'arrière pour étendre la hanche, de sorte que la cuisse soit parallèle au sol et que le pied soit fléchi et tendu vers le plafond. Expirez, maintenez la colonne vertébrale au point mort et soulevez la cuisse comme si vous vouliez poser une empreinte au plafond. Inspirez et descendez légèrement.

Faites 8 à 10 répétitions, puis transférez délicatement la boucle de la bande sur le pied gauche et répétez.


A' FAIRE : Tendre complètement le genou sur le coup de pied en arrière.

A' FAIRE : Gardez les muscles abdominaux rentrés et la colonne vertébrale droite.

À NE PAS FAIRE : Laisser la colonne vertébrale s'arquer.

# PROPRIOCEPTION: LE SENS DE L'INTÉRIEUR

Local Waterman est mort d'une grave gastro-entérite en 1971, à l'âge de 19 ans. La maladie a déclenché une réaction auto-immune qui l'a privé de sa capacité à évaluer la position de ses membres par rapport à leur environnement. Selon Jonathan Cole, neurologue à l'université de Columbia, Waterman n'était pas paralysé ; ses membres fonctionnaient, mais il n'avait que peu de pouvoir sur eux. Il semblait désincarné, comme s'il flottait dans la brise.

Les cinq sens fondamentaux - la vue, l'ouïe, l'odorat, le goût et le toucher - nous permettent de voir le monde qui nous entoure. Mais qu'en est-il des sensations produites par le comportement de notre propre corps ? Comme le montre le cas de Waterman, la capacité à sentir son corps est importante à la fois pour nous situer dans notre environnement et pour effectuer des mouvements naturels. Souvent appelée "sixième sens", la proprioception implique le sens de l'emplacement et de la rotation de notre corps, le sens de la force et de l'énergie musculaires et le sens de l'équilibre. Ces sens, déclenchés par nos activités quotidiennes, nous permettent de mener à bien nos tâches, sans réfléchir ; sans le retour d'information des propriocepteurs, nous serions, comme Waterman, perdus.

Nous ignorons totalement le comportement des organes sensoriels responsables de la production de nos sens proprioceptifs. Avez-vous déjà essayé de toucher le bout de votre nez avec votre index alors que vous vous trouviez dans un espace peu éclairé ? Beaucoup d'entre nous y parviendraient avec une précision incroyable sans avoir vraiment appris à le faire. Pourtant, si nous ne pouvons rien voir, comment pouvons-nous savoir où se trouve notre bras lorsqu'il traverse l'air jusqu'au nez ? Et comment pouvons-nous savoir où se trouve notre nez ? Pour rendre les choses encore plus confuses, si l'on fait vibrer le muscle biceps du bras qui atteint le nez, on a l'impression que le bras s'allonge et que le nez commence à grandir. Il s'agit là d'un simple produit de la proprioception.

Les travaux sur la proprioception ont pris du retard par rapport à la recherche sur les cinq sens fondamentaux, peut-être parce qu'il s'agit d'une sensation que nous ignorons pour la plupart. Au cours des 50 dernières années, cependant, les neuroscientifiques ont utilisé des méthodes modernes de stimulation et d'imagerie pour mieux comprendre ce contexte énigmatique mais important, et pour acquérir de nouvelles connaissances tant au niveau du récepteur qu'au niveau du traitement central de l'entrée proprioceptive.


## Détection de l'emplacement et de l'orientation de la jambe

Les réflexions sur la manière dont nous ressentons les mouvements de notre corps remontent à Galien au IIe siècle avant J.-C. Néanmoins, certaines idées simples sur les mécanismes qui sous-tendent la proprioception n'ont été établies qu'au début des années 1800. Les physiologistes allemands affirmaient plutôt que les organes sensoriels périphériques n'avaient guère besoin de la proprioception, estimant que les nerfs cérébraux guidés par les mouvements musculaires transmettaient des copies de leurs signaux pour le stimulus nécessaire dans les zones sensorielles adjacentes. Au début du XXe siècle, le neurophysiologiste anglais Charles Sherrington a mis en doute cette hypothèse, car nous savions où se trouvait le membre, même s'il était détendu et immobile. Dans les tissus périphériques, Sherrington soutenait que les capteurs tactiles indiquaient la position et l'activité. Aujourd'hui, les caractéristiques de chaque série de principes contribuent à l'interprétation adoptée.

L'endroit le plus probable pour trouver un organe sensoriel qui indique la direction et l'orientation du membre est dans les articulations, et l'on sait depuis de nombreuses années que les propriocepteurs primaires sont les récepteurs articulaires. Les enregistrements des réponses des neurones centraux lors de mouvements articulaires confirment cette idée. Mais il y a d'autres possibilités. Lorsque l'avant-bras tourne autour de l'articulation du coude, la tension ne s'exerce pas seulement au niveau de l'articulation ; les muscles insérés dans l'articulation - les fléchisseurs et les extenseurs du coude - sont à la fois étendus et raccourcis. En 1972, Guy Goodwin et ses collègues de l'Université d'Oxford ont démontré, dans une série d'études fondamentales, que les récepteurs musculaires, et non les articulations, étaient les candidats les plus probables pour produire notre perception de la position et de l'activité d'un membre.

L'équipe de Goodwin a constaté que si l'on faisait vibrer le muscle biceps d'un bras du participant aux yeux bandés, celui-ci avait l'impression que le bras bougeait, même s'il n'avait pas bougé du tout. Le sujet a suggéré cette impression en observant l'action avec l'autre tête. Les auteurs ont proposé que la stimulation active les fuseaux musculaires, des capsules sensibles à l'étirement situées dans la plupart de nos muscles squelettiques. La réaction à la vibration imite le mouvement des fuseaux produit par l'étirement des muscles, contribuant à l'apparence d'un biceps étiré, c'est-à-dire d'une extension du cou. La vibration du muscle triceps a entraîné des sensations de flexion du bras, c'est-à-dire l'illusion que le triceps était étiré. Il est important de noter qu'il n'y avait pas de sensation d'agitation ou de déplacement due à la contraction de l'articulation du coude, et qu'aucune sensation ne peut contribuer aux réponses des récepteurs de la peau ou de l'articulation.

Les fuseaux musculaires ont la particularité de posséder deux types de terminaisons nerveuses tactiles : l'extrémité principale réagit à la fois à l'étirement et à la distension du muscle ; l'extrémité secondaire ne se réfère qu'à l'étirement. Des études animales antérieures ont démontré que les extrémités principales sont très sensibles à l'activité musculaire, tandis que les extrémités secondaires sont insensibles à l'activité. Ian McCloskey, de l'université de Nouvelle-Galles du Sud (Australie), a remarqué que la sensation d'expansion des armes était la plus forte lorsque le niveau diminuait, principalement par accélération, et se transformait en déplacement. Sur la base de ces observations, il a suggéré qu'il y aurait deux sens : la sensation d'activité des membres, produite principalement par les extrémités primaires des fuseaux musculaires, et la sensation de localisation des membres, créée à la fois par les extrémités primaires et secondaires.

Entre-temps, la sensation de déplacement a été démontrée à plusieurs reprises dans un certain nombre d'articulations, ce qui a permis de vérifier les résultats initiaux de Goodwin. En 1986, J.C. Gilhodes et ses collègues du Centre National de la Recherche Scientifique (CNRS) en France ont également constaté que si les deux groupes de muscles antagonistes opérant au niveau de l'articulation du coude - fléchisseurs et extenseurs - étaient tous mis en vibration au même moment, il n'y avait pas d'impression de vibration. Si le niveau de vibration de l'un des adversaires était réduit, l'impression commençait lentement à se manifester, son échelle devenant spécifiquement proportionnelle. Ces résultats indiquent que le cerveau n'interprète pas les signaux de chaque muscle à tour de rôle, mais qu'il mesure les signaux des classes de muscles antagonistes et détermine l'orientation du bras à partir de leur disparité.

En 2014, l'un d'entre nous (UP) et d'autres participants ont suggéré l'écart de signal de contraste non seulement pour ce type de jeu, mais aussi pour le cerveau mesurant la différenciation du signal des deux côtés. Naoyuki Hakuta et ses collègues de l'école de médecine de l'université Showa au Japon ont partagé cette opinion la même année. En faisant vibrer le bon muscle sur le deuxième bras, la taille de la distorsion dramatique sur un bras a été réduite de moitié. Le cerveau semble surveiller en permanence les mouvements de notre corps et il est plus probable qu'il soit capable de le contrôler avec précision pour des tâches telles que le transport d'objets et d'outils.


## Faire correspondre et signaler

Outre le fait de savoir où se situe notre corps dans l'espace, nous éprouvons au moins deux autres sentiments : un sentiment de vitalité et un sentiment d'inconfort ou de pression. Si nous devons évaluer le poids de deux objets presque égaux, nous jonglons généralement avec eux de haut en bas jusqu'à ce que nous prenions une décision. Cela indique que notre perception de la lourdeur est fortement liée à la sensation de mouvement.

L'illusion vibratoire utilise l'emplacement du membre - tâche d'appariement : les participants sont invités à montrer la sensation produite dans un bras en la contrôlant avec l'autre bras. En réalité, il s'agit d'une mission d'appariement des sensations. Mais dans la vie de tous les jours, nous ne cherchons pas à faire correspondre les positions perçues de nos membres. Lorsque nous nous demandons où nous croyons que se trouvent nos bras, nous les découvrons.

Au début de cette année, Anthony Tsay et ses collègues de l'université Monash, en Australie, ont à nouveau étudié les illusions émotionnelles, mais cette fois en montrant aux participants la position supposée du bras, qui avait vibré et était protégé de la vue. Il est intéressant de noter que les participants n'ont pas montré de mouvement illusoire de leur bras pendant la stimulation alors que la procédure était menée de cette manière. Pourtant, lorsque Tsay et ses collègues ont utilisé une méthode d'appariement plus conventionnelle, les mêmes sujets ont présenté des illusions de sensation typiques. Cependant, les erreurs de localisation typiques, qui étaient dues aux fuseaux musculaires dans le processus de post-contraction musculaire, ne se sont plus produites dans le test de pointage. L'ensemble de ces résultats suggère que les fuseaux musculaires ne jouent plus le rôle dominant de capteurs de localisation dans l'attribution des tâches ; la direction du signal de position change en fonction de la complexité du travail.

Quel pourrait donc être le capteur de position dans cette tâche de pointage ? Les récepteurs cutanés sont une option. Dans la fonction d'appariement de l'une de nos classes (S.G.), le frottement rythmique de la peau sur le muscle donne des impressions sur l'activité du membre. Lorsque Tsay et ses collègues ont évalué cette théorie, ils n'ont considéré aucune preuve que les récepteurs d'étirement de la peau contribuaient à la signification du positionnement dans un exercice de pointage. Les terminaisons nerveuses tactiles des articulations sont un autre candidat, comme on l'a cru dans la première moitié du 20e siècle. Nos études testant les seuils de détection des mouvements prouvent que les articulations contribuent aux signaux, au moins pour les doigts. Toutefois, le rôle des articulations dans les tâches d'appariement et de pointage n'a pas été étudié. C'est un message pour l'avenir.


**Le schéma du corps**

Au cours du processus de mise en correspondance des bras, le cerveau utilise la disparité de l'intensité des signaux émis par les deux bras pour évaluer leur emplacement relatif. Mais dans une mission de pointage, comme nous décidons de l'emplacement d'un seul bras, le système de disparité des signaux des deux bras ne peut pas être utilisé pour indiquer la direction du bras caché.

Comment le sens de la position est-il généré dans une tâche de pointage ? Tsay et ses collègues supposent que le signal de localisation provenant du bras caché accède à la carte du corps située dans le cerveau pour évaluer la direction de la tête. Dans un test réalisé en 2010, Matthew Longo et Patrick Haggard de l'University College London ont demandé à des participants de placer une main sous un banc, hors de portée, tout en évoquant, de l'autre côté, les emplacements imaginés de différents points de repère sur la main cachée, tels que le bout des doigts et les articulations. Lorsque la réponse a été reportée sur le globe, elle a montré une forme asymétrique, plus trapue et plus large que le côté réel. Les auteurs suggèrent que le cerveau utilise les connaissances de la main, y compris les données proprioceptives, et les combine avec une carte centrale ou un modèle corporel pour décider de la position des points de repère. Les distorsions de forme étaient similaires à celles que les neurochirurgiens Wilder Penfield et Edwin BOLDREy avaient observées plusieurs années auparavant dans les cartes sensorielles du cortex humain - le fameux homoncule, montrant des différences dans la densité d'innervation corticale des différentes parties du corps. Les troubles de la perception de la structure de la main évoqués par Longo et Haggard peuvent être attribués à la sensibilité des récepteurs du feuillet palmaire, mais on ne sait toujours pas s'il est possible de localiser les membres dans l'espace à l'aide des informations biaisées de la carte proprioceptive.

Lorsqu'on leur présentait des dessins de mains de formes différentes, les sujets étaient capables de sélectionner correctement celui qui était le plus proche de la forme réelle de leur main. Ainsi, alors que le modèle corporel créé par les entrées proprioceptives présentait des distorsions caractéristiques, une autre carte appelée image corporelle - probablement axée sur les informations visuelles rappelées - fournissait une représentation plus précise.

Il existe toute une série de troubles graves et invalidants liés à des perturbations de l'image corporelle. Il s'agit notamment de troubles alimentaires tels que l'anorexie mentale, de cas où le patient insiste sur le fait qu'une partie de son corps lui appartient vraiment, et de rencontres extracorporelles où le patient a l'impression que son corps n'est plus sous son influence. En effet, le traitement central des informations proprioceptives est censé générer notre propre sens du soi. Un autre phénomène connexe et bien connu est le membre fantôme, où le membre amputé est perçu comme continuant d'exister.

Notre image du corps est labile et peut être modifiée. Le contact simultané entre une main cachée et une main en caoutchouc transparent placée à côté d'elle fait que la main en caoutchouc est considérée comme faisant partie du corps. Dans notre vie de tous les jours, le globe doit être constamment mis à jour en fonction des détails des mouvements qui nous parviennent. Cela a été reconnu pour la première fois il y a plusieurs années et a mis en évidence le lien principal entre le système sensoriel proprioceptif et le système moteur.

Bien que ces dernières années, nous en sachions beaucoup sur les signaux périphériques responsables des sens de l'orientation et de l'activité des membres, l'image continue de s'enrichir. Nous commençons à comprendre que les origines des signaux changent en fonction de la mission entreprise. En revanche, nous en savons très peu sur le traitement central des connaissances qui nous parviennent. Comment, par exemple, pouvons-nous extraire les métriques des parties du corps ou les signaux spatiaux qui se déplacent continuellement au cours des mouvements du corps ? C'est un domaine sur lequel les efforts de recherche potentiels seront centrés.

## Les sens de l'énergie, de la puissance et de la lourdeur

Si nos muscles sont remplis d'un relaxant musculaire, tout ce que nous portons, et même nos membres, se sentent encore plus lourds. Selon les recherches de l'un de nos laboratoires (S.G.), il s'agit d'une perturbation de la forme d'action induite par la fatigue musculaire. En réaction à cette déficience, nos motoneurones émettent des signaux à un rythme élevé pour produire la puissance musculaire nécessaire, et ce taux d'émission plus élevé se traduit par une plus grande énergie perçue, donnant l'illusion d'un poids plus important. De même, lorsque nos muscles s'affaiblissent en raison de l'épuisement dû à l'entraînement, les motoneurones augmentent leur taux d'activation pour compenser le manque d'énergie. C'est pourquoi, à la fin d'une séance d'entraînement intense, notre corps ressemble à du plomb.

D'un point de vue simpliste, la sensation d'effort est produite par les impulsions du cortex moteur, qui descendent ensuite le long de la moelle épinière jusqu'aux neurones moteurs inférieurs pour provoquer la contraction musculaire et la transmettre à nouveau aux zones sensorielles du cerveau, où l'impression d'effort est créée. Des études sur l'épuisement, dans lesquelles la stimulation magnétique du cerveau a été utilisée pour imiter des commandes motrices, montrent toutefois que la sensation d'effort est produite en amont du cortex moteur et que la relation entre l'effort et la force est constamment modifiée. En fait, si les nerfs sensoriels et moteurs qui alimentent le membre sont perturbés et qu'un effort est fait pour déplacer le membre handicapé et anesthésié, cela produira des impressions de modification de la localisation et de l'accélération du membre en l'absence de toute activité physique, comme l'a démontré le groupe de S.G. Dans une forme, cependant, la sensation d'action est liée non seulement à la sensation d'énergie, mais aussi aux sens du lieu et du mouvement.

En plus de fournir une sensation d'énergie produite collectivement, nous sommes capables de ressentir l'intensité musculaire grâce à l'activité des récepteurs spécialement développés comme régulateurs du stress, les organes tendineux. À chaque extrémité du muscle, un tendon relie le muscle à l'os. À l'intersection entre le tendon et les fibres musculaires, on trouve une communauté de récepteurs appelés organes tendineux de Golgi. Chacun d'entre eux est constitué d'un large axone sensoriel, qui se termine sur les fils du tendon, se liant à une extrémité au tendon proprement dit et à l'autre à chacune des 10 à 20 fibres musculaires individuelles. Chaque fibre musculaire fait partie d'une unité motrice distincte. L'organe tendineux se réfère à la contraction d'une seule cellule motrice. La contraction du muscle entier nécessiterait un certain nombre d'organes tendineux qui transmettent leurs impulsions au cortex cérébral, avec des détails sur le volume de la force appliquée. Ainsi, chaque fois que nous contractons nos muscles, nous avons une sensation d'énergie produite au niveau central, suivie d'une sensation de puissance musculaire dans nos organes tendineux.

Lors d'une expérience visant à le démontrer, il a été demandé à des participants de mesurer la rigidité d'un ensemble de ressorts de traction. Les sujets pressaient un ressort d'une main et utilisaient l'autre main pour choisir un ressort de raideur similaire parmi une sélection de ressorts. Les sujets ont très bien réussi à exprimer leur préférence dans des conditions de contrôle. Lorsque les muscles d'une main ont été affaiblis par l'injection d'un relaxant musculaire, les participants ont protesté en disant que leur main plus faible avait besoin de plus d'énergie pour comprimer les ressorts, mais ils ont néanmoins remarquablement bien réussi à choisir un ressort de même rigidité. Mais lorsqu'on leur a demandé d'équilibrer les énergies, et non les mouvements, ils ont commis de graves erreurs dans la mesure de la rigidité de la saison. Il semble que nous ayons le pouvoir de choisir librement entre nos sens de l'énergie et de la force musculaire, en fonction de la complexité de la mission.

Les scientifiques ont récemment proposé que les impulsions de force périphériques puissent apparaître à la fois dans les organes tendineux et dans les fuseaux musculaires. Lorsque le corps est lentement paralysé, les objets soulevés doivent paraître lourds au début de la paralysie. Paradoxalement, au fur et à mesure que la dépression s'aggrave, les objets soulevés redeviennent plus légers. Cet effet est dû au mouvement des fuseaux musculaires. Lorsque le muscle commence à s'affaiblir à cause de la paralysie, les fuseaux ne sont pas affectés et leurs signaux restent puissants, ce qui intensifie la sensation de lourdeur. Lorsque la paralysie est suffisamment profonde, les fibres fusiformes intramurales sont également paralysées, ce qui entraîne une réduction du signal des fuseaux et, par conséquent, l'objet semble moins lourd qu'auparavant. Ainsi, en plus de la sensation d'action produite au niveau central, nous avons une sensation périphérique d'intensité ou de lourdeur qui émerge des signaux des fuseaux musculaires et des organes tendineux.


## Avoir la poignée

Plusieurs mois après avoir subi sa défaillance proprioceptive, Waterman a lentement recommencé à marcher. Au début, il a eu du mal à rester debout. Grâce à son intuition et à une volonté délibérée de se déplacer, Waterman, aujourd'hui âgé d'une soixantaine d'années, est capable de fusionner progressivement les actes musculaires pour accomplir les mouvements requis, comme boire une tasse de café. Plus le processus est complexe, plus il faut l'apprendre. Disposer de son corps et de sa colonne vertébrale est d'une importance vitale. Il est absolument impuissant dans l'obscurité.

Fait remarquable, Waterman est souvent capable d'assimiler la lourdeur d'objets de la même échelle à celle du reste d'entre nous qui avons un système proprioceptif fonctionnel - à condition que ses yeux soient ouverts. Il semble qu'il mesure le poids des objets en étudiant le rythme et l'ampleur de leurs mouvements lorsqu'ils sont soulevés.

La situation inhabituelle de Waterman met en évidence la valeur de la proprioception dans notre vie quotidienne. Non seulement notre "sixième sens" nous aide à suivre notre comportement, mais il nous donne aussi notre propre perception de nous-mêmes, de l'expérience de notre corps et de ses activités dans le cadre de notre expérience du monde. Lorsque nous découvrons les processus neuronaux qui sous-tendent la proprioception, nous comprenons comment les données sensorielles sont stockées. Cela nous amènera finalement à mieux nous comprendre les uns les autres.

# PRINCIPES FONDAMENTAUX DE LA POSTURE ET DE L'ÉQUILIBRE

Les bonnes bases de la posture et de l'équilibre sont essentielles à l'exécution efficace des tâches quotidiennes simples et des mouvements athlétiques plus complexes. Une mauvaise posture et une perte d'équilibre peuvent entraîner de mauvaises performances sportives, des blessures, voire la mort.

## Définition de la posture et de l'équilibre

L'emplacement peut être décrit simplement comme l'orientation ou la place du corps et de ses parties. Ou, de manière plus large, comme "la position ou l'attitude du corps, la disposition relative des parties du corps pour une activité spécifique ou la manière caractéristique de porter le corps" (Smith, Weiss, & Lehmkuhl, 1996). Il est clair que ces définitions ne se limitent pas à un seul alignement ou à une seule posture, mais suggèrent plutôt un nombre infini de postures possibles. On peut, par exemple, adopter une position debout, assise ou couchée, ou toute autre position distinctive adaptée à une raison ou à une fonction spécifique.

Le maintien d'une posture particulière ou le passage d'une posture à une autre nécessite un contrôle de l'alignement du corps. Ce contrôle de la posture est appelé équilibre. L'équilibre peut être décrit comme la préservation de l'équilibre de la posture ou de l'équilibre et est parfois utilisé comme synonyme de régulation de la posture.

Les principes de la posture et de l'équilibre, bien que distincts l'un de l'autre, sont fondamentalement interdépendants. Les postures statiques sont également difficiles à maintenir car le corps et ses composants réagissent constamment à des forces (par exemple, la gravité, les muscles) qui semblent modifier l'équilibre du corps et interrompre l'équilibre statique du système. Pour maintenir l'équilibre nécessaire à la stabilité posturale, le corps doit constamment procéder à des ajustements subtils, généralement par le biais d'activités musculaires.

## Les fonctions dans l'équilibre et la posture

Il est évident que l'attitude et la coordination sont importantes pour toutes les activités que nous pratiquons. Une mauvaise posture ou une perte d'équilibre peut affecter négativement les résultats, diminuer la capacité de mouvement et augmenter le risque de blessure. Une posture correcte remplit trois fonctions : préserver la continuité de la section du corps dans n'importe quelle position : couchée, couchée, assise et debout Attente de changement pour permettre la participation à des mouvements volontaires, orientés vers un but Réaction aux perturbations indésirables ou aux perturbations du rythme (Cech & Martin, 2011).

La posture ne doit pas être considérée comme un phénomène statique. Même lorsque les gens se tiennent debout ou restent immobiles, de légères fluctuations dans leurs poses ou postures sont inévitables. Les positions posturales sont maintenues à l'intérieur de la gamme des mouvements. Pour le garde du palais de Buckingham, dont l'objectif est de rester parfaitement immobile, ces fluctuations sont imperceptibles ; pour une personne qui fait la queue pour acheter un billet de cinéma, les mouvements sont considérablement plus importants. Ainsi, une posture d'un moment à l'autre qui nécessite des quantités d'agitation différentes est appelée **balancement** postural. Le contrôle du balancement postural est maintenu par l'action du muscle.

## Le genre de position

La plupart d'entre nous reçoivent des conseils en matière de posture depuis l'enfance. Les parents recommandent à leurs enfants de se tenir droits et de tirer les épaules vers l'arrière. Les enseignants encouragent leurs élèves à s'asseoir et leur conseillent de ne pas s'allonger sur leur siège. Ces admonestations tentent de nous persuader de garder une attitude saine. Nous recommandons souvent de nombreux styles de postures.

## 1. Postures statiques

La plupart du temps, nous sommes debout ou assis. Ces positions ne nécessitent généralement aucun changement, ce qui est considéré comme des positions statiques. Lorsque nous sommes assis ou que nous dormons, nous supposons généralement une sorte de position couchée statique. N'oubliez pas que les postures statiques ne sont pas complètement immobiles. Les postures stationnaires ou rigides nécessitent généralement des déplacements ou des balancements. C'est pourquoi on les appelle souvent des postures statiques.

## 2. Pose debout

La notion de posture naturelle peut être interprétée à tort comme suggérant qu'il existe une seule pose parfaite. Indépendamment de la variation de la forme anatomique et de l'activité physiologique, aucune pose spécifique n'est prescrite pour tous. La posture standard d'un individu dépend de nombreux facteurs, notamment de sa morphologie, de la fonction de ses articulations et de sa force musculaire. Malgré ces différences interindividuelles intrinsèques, certains traits sont associés à une bonne posture droite.

## 3. La tête est maintenue en position verticale.

Le poids du corps est réparti uniformément entre les deux cuisses. Les systèmes longitudinaux de face sont au même point horizontal (par exemple, les crêtes iliaques, les apophyses acromionnaires).

L'axe de gravité se transforme en arrière de la moelle épinière cervicale ou lombaire, en arrière des vertèbres thoraciques, en arrière de la hanche, et en avant des articulations du genou et de la cheville du point de vue du plan sagittal (latéral).

Une courbure raisonnable de la colonne vertébrale est visible dans les régions cervicale, thoracique et lombaire.

La position debout devient douloureuse si elle est maintenue pendant une période prolongée. De nombreux citoyens qui doivent rester debout pendant de longues périodes adoptent un certain nombre de rôles différents et plus détendus (Houglum & Bertoti, 2012). L'une des positions alternatives est la position debout asymétrique, qui se caractérise par un transfert de poids sur une jambe complètement tendue. En étirant complètement la jambe, l'axe de gravité se déplace de l'articulation antérieure vers l'articulation du genou, produisant un moment prolongé et augmentant la nécessité d'un mouvement musculaire des quadriceps.

Une autre posture alternative consiste à adopter une base d'appui large, avec toutes les jambes complètement écartées et les bras placés en arrière ou croisés sur les épaules. La troisième option est la pose nilotique, dans laquelle l'homme se tient sur une jambe, la jambe opposée servant à soutenir le genou en position debout (comme un flamant rose).


## 4. Application de la définition - longue durée

Les gardes royaux du palais de Buckingham peuvent offrir l'image la plus courante d'une immobilité parfaite pendant de longues périodes. Ils restent immobiles pendant 2 heures par mouvement. Les résultats des gardes, aussi bons soient-ils, font pâle figure face au record de longévité sans aide. Ce record est détenu par Akshinthala Seshu Babu (Inde), qui est resté immobile pendant 30 heures et 12 minutes en 2003. En 2015, Babu a tenté de battre son propre record. Il est resté debout pendant 35 heures et 22 minutes. Cependant, à cause d'une piqûre d'insecte, sa posture immobile a été brièvement interrompue. Par conséquent, le record de Babu de 2003 est toujours valable (jeu de mots).

La station debout prolongée (immobile ou non), courante dans de nombreuses professions, a été associée à un certain nombre de conséquences biomécaniques et physiologiques, notamment une posture avachie, une fatigue musculaire, des jambes douloureuses, des jambes gonflées, des douleurs lombaires, des varices, une athérosclérose carotidienne, une compression des articulations et une raideur du cou et des épaules.


## 5. S'asseoir dans la pose

La plupart des citoyens passent plusieurs heures à la maison, à l'université ou à l'école en position assise ou allongée. Une bonne position assise peut réduire la charge sur la colonne vertébrale et le risque de blessure. Les mauvaises postures peuvent augmenter la probabilité de blessures par contraste. Historiquement, la sédation optimale était définie par une position assise inversée légèrement courbée et des jambes qui touchaient le sol pour répartir le poids du corps par une tubérosité ischiatique servant de base principale pour la stabilité, l'inclinaison pelvienne avant (qui conserve une courbe lombaire acceptable).

Une mauvaise posture assise, typiquement marquée par un mouvement lent, entraîne une inclinaison pelvienne postérieure (qui fléchit la colonne lombaire et augmente la courbure lombaire), un étirement et une faiblesse accrus de la fibrose annulaire postérieure et une diminution de la tension des fléchisseurs induite par un changement antérieur de la ligne de gravité (Neumann, 2016). Chacune de ces caractéristiques peut augmenter le risque de lésion du disque lombaire et de lombalgie. La posture avachie n'affecte pas seulement la région lombaire. Une flexion lombaire accrue entraîne une flexion inutile (cyphose) de la colonne thoracique et une position prolongée ou chronique de l'oreille. Cette position de la tête exerce une tension supplémentaire sur les vertèbres, les muscles et les ligaments du cou et des épaules.

Les chaises bien fabriquées peuvent favoriser des postures assises correctes, tandis que les chaises mal construites rendent les postures efficaces inconfortables et peuvent entraîner des troubles musculo-squelettiques tels que la dégénérescence des disques intervertébraux, l'inconfort lombaire, l'inflexibilité et le manque de mobilité des articulations.


## 6. Travail sur la dynamique - conséquences d'une position assise prolongée

De nombreux postes obligent les travailleurs à rester assis pendant de longues périodes. Le passage d'un poste à l'autre peut nécessiter de s'asseoir longuement. Et de nombreuses personnes, par choix, restent longtemps assises à regarder la télévision, à lire ou à ne rien faire du tout. Bien que le fait de rester assis pendant de courtes périodes puisse, bien sûr, être apaisant, une position assise excessive peut avoir des conséquences néfastes. Varices, affaiblissement des articulations, raideur posturale, raideur du cou et du dos, réduction de la durée de vie et diminution de l'incidence de l'insuffisance cardiaque, du diabète et d'autres cancers figurent parmi les autres conséquences enregistrées (Zhu & Owen, 2017).

La solution ? Rompre les longues périodes d'assise, se lever et s'étirer, travailler debout plutôt qu'assis, ou varier les postures assises. Mais cela ne suffit peut-être pas non plus. Des études ont montré que l'activité quotidienne n'est peut-être pas suffisante pour atténuer les conséquences néfastes d'une position assise prolongée. Pour commencer, dans une étude portant sur plus de 200 000 personnes, van der Ploeg et ses collègues ont constaté que "la position assise prolongée est un facteur de risque de mortalité toutes causes confondues, indépendamment de l'activité physique". Les programmes de santé publique devraient se concentrer sur la réduction du temps passé assis en plus de l'augmentation des niveaux d'activité physique " (2012, p. 494).

La croyance selon laquelle il existe une position assise optimale a été remise en question. McGill (2016) suggère de manière convaincante que l'un des principaux facteurs d'inconfort lombaire est la position assise continue, qui augmente la probabilité d'une hernie discale. L'utilisation correcte d'une chaise ergonomique améliore la sécurité du dos de manière à ce que la position assise soit ajustée régulièrement, que l'on quitte la chaise de temps en temps pour adopter une position debout confortable, et que l'on fasse des exercices fréquents tout au long de la journée de travail, idéalement pas tôt le matin, lorsque le dos est le plus vulnérable aux blessures.

## 7. Pose allongée

Lorsque nous sommes assis ou que nous dormons, nous adoptons généralement une position couchée ou allongée, car c'est la moins exigeante sur le plan physiologique. Cette position fait pivoter le mouvement de la gravité de l'orientation longitudinale de la position debout et assise à la direction transversale par rapport à l'axe long du corps. Les positions couchées simples comprennent la position couchée sur le ventre (prone), la position couchée sur le ventre (spin) et la position couchée sur une main ou sur l'autre. Chacune de ces positions a ses propres avantages et inconvénients.

Dans la direction de la colonne vertébrale et dans la manière dont les contraintes sont transférées au muscle, les propriétés de la surface jouent un rôle important. D'autres parties du corps (par exemple, la hanche, l'épaule) touchent la base sur une surface très rugueuse. Cela crée des forces mineures qui peuvent être désagréables, voire dommageables. Une surface aussi lisse entraîne également des problèmes, notamment un étirement lombaire excessif en position couchée, une contraction lombaire modérée en position couchée, et une courbure latérale de la moelle épinière en position couchée sur le côté. La protection de la peau et de la tête (par exemple, un oreiller) sera adaptée à l'orientation correcte de la moelle épinière.

## 8. Posture dynamique

La pose dynamique est l'état d'action, tel qu'il est utilisé dans la marche, l'équitation, l'escalade, le lancer et le coup de poing. Chacun de ces mouvements nécessite des changements continus dans la position du tronc et des extrémités afin de maintenir l'équilibre dynamique nécessaire à l'accomplissement de la tâche. La perte de régulation de la posture dynamique peut entraîner l'échec de la mission (par exemple, trébuchement ou chute) et des blessures potentielles.

# PLUS SUR LES PILATES...

Le Pilates est une forme d'exercice populaire qui peut être pratiquée à la maison avec peu ou pas d'équipement. Le Pilates est un exercice à faible impact qui se concentre sur la force centrale, l'équilibre et la flexibilité. Voici quelques programmes d'entraînement Pilates que vous pouvez essayer à la maison :

1. Exercices de Pilates sur tapis : L'entraînement Pilates sur tapis est la forme la plus simple et la plus courante d'exercice Pilates que l'on peut faire à la maison. Tout ce dont vous avez besoin, c'est d'un tapis ou d'une surface souple. Il existe de nombreuses vidéos en ligne qui vous guident à travers une série d'exercices de Pilates. Ces exercices sont généralement axés sur le renforcement du tronc et l'amélioration de la posture.

2. Exercices avec bandes de résistance : Les bandes de résistance sont un outil bon marché et facile à utiliser pour les exercices de Pilates. Les bandes de résistance peuvent être utilisées pour ajouter de la résistance aux mouvements de Pilates, ce qui permet de développer la force et d'améliorer la flexibilité. Des vidéos en ligne peuvent vous guider à travers une série d'exercices avec des bandes de résistance, tels que des élévations de jambes et des flexions de bras.

3. Exercices avec anneau de Pilates : Un anneau de Pilates, également connu sous le nom de cercle magique, est un petit dispositif en forme d'anneau qui est utilisé pour ajouter de la résistance aux exercices de Pilates. Les anneaux de Pilates peuvent être utilisés pour tonifier et renforcer les muscles, tels que l'intérieur des cuisses et les bras. Des vidéos en ligne peuvent vous guider à travers une série d'exercices avec l'anneau de Pilates, tels que la poussée avec l'anneau de Pilates et la presse à jambes avec l'anneau de Pilates.

4. Exercices avec le Pilates Ball : Le ballon de Pilates, également connu sous le nom de ballon de stabilité, peut être utilisé pour ajouter un élément d'instabilité aux exercices de Pilates, ce qui peut contribuer à améliorer l'équilibre et la force du tronc. Les exercices avec le ballon de Pilates peuvent être effectués à la maison et peuvent être utilisés pour cibler des groupes de muscles spécifiques, tels que les abdominaux, les fessiers et le dos.

5. Cours de Pilates en ligne : Si vous préférez une approche plus structurée des exercices de Pilates, vous pouvez vous inscrire à des cours de Pilates en ligne. Les cours de Pilates en ligne consistent généralement en une vidéo en direct ou préenregistrée qui vous guide à travers une série d'exercices de Pilates. Certains cours en ligne peuvent nécessiter un équipement, tel qu'un réformateur de Pilates, tandis que d'autres peuvent être effectués avec peu ou pas d'équipement.

En résumé, le Pilates est une excellente forme d'exercice qui peut être pratiquée à la maison avec peu ou pas d'équipement. Que vous préfériez l'entraînement sur tapis, avec des bandes de résistance, des anneaux de Pilates, des ballons de Pilates ou des cours de Pilates en ligne, de nombreuses options sont disponibles pour vous aider à développer votre force, à améliorer votre souplesse et à améliorer votre condition physique générale.

La méthode Pilates est une forme d'exercice populaire qui met l'accent sur la force centrale, la souplesse et l'équilibre. Développée par Joseph Pilates au début du 20e siècle, la méthode Pilates a évolué au fil du temps pour englober différentes approches et différents styles. Voici quelques-unes des approches traditionnelles et moins traditionnelles du Pilates :

- Pilates classique : Le Pilates classique est la forme originale de Pilates développée par Joseph Pilates. Les exercices de Pilates classique sont effectués sur un tapis ou sur un équipement spécialisé, tel que le reformer, le cadillac ou la chaise. Le Pilates classique met l'accent sur la précision, le contrôle et l'alignement, et comprend généralement une série d'exercices ciblant le tronc, les jambes, les bras et le dos.

- Pilates contemporain : Le Pilates contemporain est une approche plus moderne du Pilates qui a évolué au fil du temps. Le Pilates contemporain combine les exercices traditionnels du Pilates avec la science de l'exercice moderne et les mouvements fonctionnels. Le Pilates contemporain peut incorporer des équipements tels que des bandes de résistance, des ballons de stabilité et des rouleaux en mousse, et peut mettre davantage l'accent sur la forme cardiovasculaire et les modèles de mouvements fonctionnels.

- Pilates clinique : Le Pilates clinique est une forme de Pilates utilisée comme outil de rééducation pour les blessures et les pathologies telles que les maux de dos, les douleurs articulaires et les déséquilibres posturaux. Le Pilates clinique est généralement prescrit et supervisé par un physiothérapeute ou un autre professionnel de la santé, et peut impliquer un programme personnalisé d'exercices pour traiter des problèmes spécifiques.

- Stott Pilates : Stott Pilates est une forme contemporaine de Pilates développée par Moira Stott-Merrithew et John G. Merrithew. Le Stott Pilates met l'accent sur une approche plus anatomique et biomécanique du Pilates et incorpore les principes modernes de la science de l'exercice et de la rééducation. Stott Pilates utilise des équipements spécialisés tels que le reformer, le cadillac et la chaise de stabilité, et met davantage l'accent sur l'alignement et la précision.

- AeroPilates : AeroPilates est un type de Pilates qui incorpore des exercices cardiovasculaires aux mouvements traditionnels de Pilates. AeroPilates utilise une machine reformer avec un rebondisseur, ce qui permet un entraînement cardio à faible impact tout en effectuant des exercices Pilates. AeroPilates est conçu pour améliorer la condition cardiovasculaire, brûler des calories et tonifier les muscles.

- Yoga Pilates Fusion : Le Yoga Pilates Fusion combine des éléments de Pilates et de yoga en un seul entraînement. Cette approche combine des mouvements de Pilates avec des postures de yoga et des techniques de respiration, et met l'accent sur l'attention et la relaxation ainsi que sur la force et la souplesse.

En conclusion, le Pilates a évolué au fil du temps pour englober différentes approches et différents styles. Que vous préfériez le Pilates classique, le Pilates contemporain, le Pilates clinique, le Stott Pilates, l'AeroPilates ou le Yoga Pilates Fusion, il existe une approche du Pilates adaptée à vos besoins et à vos objectifs. Chaque approche a ses propres avantages et peut vous aider à développer votre force, à améliorer votre souplesse et votre condition physique générale.

Tous les types de Pilates peuvent aider à développer la force, mais ils l'abordent de manière différente. Voici quelques exemples d'exercices de chaque type de Pilates qui peuvent aider à développer la force :

Pilates classique : La Centaine est un exercice classique de Pilates qui cible les abdominaux, les bras et les épaules. Pour effectuer la Cent, allongez-vous sur le dos, les genoux pliés et les pieds à plat sur le sol. Soulevez la tête et les épaules du tapis et tendez les bras vers le haut. Commencez à pomper vos bras de haut en bas tout en serrant vos abdominaux. Répétez l'exercice pour 100 pompes.

Pilates contemporain : La planche latérale avec levée de jambes est un exercice de Pilates stimulant qui cible les obliques, les fessiers et les hanches. Pour exécuter la planche latérale avec levée de jambe, commencez en position de planche latérale, le coude sur le tapis et les jambes tendues. Soulevez votre jambe supérieure de haut en bas tout en maintenant la position de planche latérale. Répétez l'exercice de l'autre côté.

Pilates clinique : Le Chien d'oiseau est un exercice de Pilates courant qui cible les muscles du dos et du tronc. Pour exécuter le chien d'oiseau, mettez-vous à quatre pattes, les mains sous les épaules et les genoux sous les hanches. Tendez le bras droit et la jambe gauche en gardant la colonne vertébrale neutre. Maintenez la position pendant quelques secondes, puis changez de côté.

Stott Pilates : Le tirage avant des jambes est un exercice Pilates stimulant qui cible les abdominaux, les bras et les épaules. Pour effectuer la traction avant sur les jambes, commencez en position de planche, les mains sur le tapis et les pieds sur un ballon de stabilité. Engagez vos abdominaux et soulevez une jambe du ballon tout en maintenant la position de planche. Répétez l'exercice de l'autre côté.

AeroPilates : Le Reformer Footwork est un exercice de base de la méthode Pilates qui cible les jambes et les fessiers. Pour effectuer le jeu de jambes sur le Reformer, allongez-vous sur l'appareil Reformer, les pieds posés sur la barre de pieds. Poussez la barre de pied loin de vous en gardant les jambes droites et engagez vos fessiers et vos jambes pour ramener la barre de pied.

Yoga Pilates Fusion : Le Chaturanga Push-Up est un exercice stimulant de Pilates et de yoga fusion qui cible les bras, la poitrine et le tronc. Pour réaliser le Chaturanga Push-Up, mettez-vous en position de planche, les mains sous les épaules. Descendez sur le tapis en gardant les coudes près du corps. Remontez en position de planche et répétez l'exercice.

En conclusion, chaque type de Pilates comporte des exercices qui peuvent contribuer au développement de la force, mais ils ciblent des groupes musculaires différents et présentent des niveaux de difficulté variables. Le choix du type de Pilates qui vous convient le mieux dépend de vos objectifs de remise en forme, de vos préférences et de votre niveau d'expérience.

# AUTRES EXERCICES DE RENFORCEMENT SUPPLÉMENTAIRES

Les exercices de ce chapitre ne font pas partie du répertoire classique de la méthode Pilates, mais ils sont efficaces pour renforcer rapidement les muscles du tronc. Ces exercices peuvent être effectués à tout moment de votre parcours dans ce livre, car ils constituent un excellent complément pour tous les programmes et tous les niveaux. Trois d'entre eux font appel à une bande élastique, qui simule la résistance des ressorts utilisés par Joseph Pilates dans l'équipement d'exercice qu'il a inventé. Les bandes élastiques, comme les ressorts, nécessitent un contrôle tout au long de l'exercice et tonifient ainsi toute la longueur des muscles. Vous pouvez régler l'endroit où vous tenez la bande pour ajuster facilement la tension et la difficulté.

## PLANCHE DE COUVERTURE

La planche de couverture renforce le tronc de manière puissante et efficace en ciblant non seulement les muscles abdominaux, mais aussi la plupart des muscles qui composent le tronc. Grâce à cet exercice simple mais difficile, vous obtiendrez un tronc solide, des bras sculptés, des abdominaux plats et des hanches et des cuisses toniques.

Se focaliser sur:

Contractez fermement vos muscles abdominaux et protégez votre tronc en gardant une colonne vertébrale et un bassin neutres.

Répétitions

Tenez 30 secondes, puis 1 minute, puis 1 minute et 30 secondes, et ainsi de suite jusqu'à 3 minutes. Si vous pouvez maintenir votre corps en ligne droite des épaules aux talons pendant 30 secondes sans que votre dos ne se cambre ou ne soit douloureux, vous pouvez commencer à essayer de tenir la pose plus longtemps. Si vous sentez votre dos se cambrer ou vous faire mal, posez vos genoux au sol!

Visualisation

Imaginez que votre corps est une flèche, une ligne droite d'énergie partant de vos talons et sortant par le sommet de votre tête.

Précautions

Si vous avez une cambrure exagérée au niveau du bas du dos, vous devrez augmenter progressivement votre force. Commencez par maintenir la position aussi longtemps que vous pouvez conserver des abdominaux plats, une colonne vertébrale et un bassin neutres. Développez lentement votre force à partir de là.

1. En position à quatre pattes, placez vos deux coudes sur le tapis, directement sous vos épaules. Tendez une jambe, puis l'autre, derrière vous, les orteils rentrés, pour former une ligne droite. Rapprochez votre nombril de votre colonne vertébrale, serrez vos jambes l'une contre l'autre et engagez vos fessiers.

2. Inspirez et expirez doucement, en gardant cette position aussi longtemps que vous pouvez maintenir une forme correcte.

À FAIRE : Pousser le nombril vers la colonne vertébrale.

À FAIRE : Gardez votre corps en ligne droite des talons aux épaules.

À FAIRE : Garder le bassin, la colonne vertébrale et les articulations des hanches neutres.

À NE PAS FAIRE : Laisser la tête tomber sur le tapis.

## BRAS DEBOUT AVEC BANDE ÉLASTIQUE

Nous avons inclus différentes versions de cet exercice pour cibler les différents muscles de vos épaules et de vos bras afin de vous donner des bras forts et sculptés et des épaules plus galbées.

Se focaliser sur:

Sentez les muscles de vos bras travailler sans compromettre votre posture ni ressentir de tension dans le cou.

Répétitions

10 à 20 exercices par exercice

Visualisation

Imaginez que les muscles de votre bras se tonifient sur toute leur longueur, de la même manière qu'une bobine de ressort répartit uniformément l'étirement et la tension.

Précautions

Si vous ressentez une tension dans les articulations de l'épaule ou du coude, ajustez la tension si nécessaire.

1. Tenez-vous au milieu de la bande, les pieds écartés de la largeur des hanches, et saisissez les extrémités avec vos poings, de façon à ce que le bord de la bande sorte du côté du pouce de vos mains. Assurez-vous que votre bassin et votre colonne vertébrale sont équilibrés et que vos ailes sont abaissées. Rentrez vos muscles abdominaux dans votre colonne vertébrale.

2. Pour les biceps : Expirez et pliez les deux coudes pour amener les poings aux épaules, en gardant les bras dans l'axe du torse. Inspirez, redressez les deux bras et revenez à la position de départ. Répétez l'exercice.

3. Pour les deltoïdes antérieurs : Expirez et tendez les deux bras vers l'avant jusqu'à la hauteur des épaules ou légèrement vers l'arrière.

Se focaliser sur:

Sentez les muscles de vos bras travailler sans compromettre votre posture ni ressentir de tension dans le cou.

Répétitions

10 à 20 exercices par exercice

Visualisation

Imaginez que les muscles de votre bras se tonifient sur toute leur longueur, de la même manière qu'une bobine de ressort répartit uniformément l'étirement et la tension.

Précautions

Si vous ressentez une tension dans les articulations de l'épaule ou du coude, ajustez la tension si nécessaire.

1. Tenez-vous au milieu de la bande, les pieds écartés de la largeur de l'os de l'abdomen, et saisissez les extrémités avec vos poings, de façon à ce que le bord de la bande sorte du côté du pouce de vos mains. Assurez-vous que votre bassin et votre colonne vertébrale sont équilibrés et que vos ailes sont abaissées. Rentrez vos muscles abdominaux dans votre colonne vertébrale.

2. Pour les biceps : Expirez et pliez les deux coudes pour amener les poings aux épaules, en gardant les bras dans l'axe du torse. Inspirez, redressez les deux bras et revenez à la position de départ. Répétez l'exercice.

3. Pour les deltoïdes antérieurs : Expirez et tendez les deux bras vers l'avant jusqu'à la hauteur des épaules ou légèrement plus haut. Inspirez et abaissez les deux bras jusqu'à la position de départ. Répétez l'exercice.

4. Pour le deltoïde moyen : Expirez et tendez les deux bras sur les côtés, en gardant les pouces tournés vers le plafond. Inspirez et abaissez les deux bras jusqu'à la position de départ. Répétez l'exercice.

5. Pour les deltoïdes postérieurs : Expirez et tendez les deux bras derrière votre torse, en gardant les bras tendus. Inspirez et revenez à la position de départ. Répétez l'exercice.

6. Pour les triceps : Pliez les deux coudes, en ramenant les poings près des côtes, de façon à ce que les coudes pointent directement vers l'arrière. En gardant les bras fixes dans l'espace, expirez et étendez complètement les coudes pour cibler les triceps. Inspirez et pliez lentement les coudes pour revenir à la position précédente. Répétez l'exercice.


À FAIRE : Maintenez une colonne vertébrale neutre et rentrez les abdominaux.

À FAIRE : Arrêtez si vous ressentez une tension au niveau du cou.

À NE PAS FAIRE : Lever les épaules !


## SE PLIER ET S'ÉTIRER AVEC LA BANDE ÉLASTIQUE

Pendant cet exercice, la bande élastique fournit une résistance contrôlée pour renforcer et tonifier les muscles des jambes tout en ciblant les muscles abdominaux.


Se focaliser sur:

Étendre complètement la jambe contre la tension de la bande tout en maintenant la connexion abdominale entre les côtes et les hanches et en conservant la position de l'empreinte.

Répétitions

10 à 12 par poste


Visualisation

À chaque répétition, imaginez que vos jambes sont de la tire, et qu'elles s'allongent à chaque fois qu'on les tire.


Précautions

Si vous souffrez d'instabilité dans le bas du dos, étendez vos jambes sur une diagonale plus élevée pour le protéger. Veillez à ce que votre cou ne soit pas tendu.


1. Allongez-vous sur le dos de votre tapis, les genoux pliés et les pieds à plat sur le sol, en pressant le bas du dos dans le sol et en contractant les muscles abdominaux. Levez les jambes une à la fois jusqu'à la position de la table, les genoux pliés à angle droit et l'intérieur des cuisses serré l'un contre l'autre. Prenez la bande, décollez votre tête et vos épaules du tapis et enroulez le centre de la bande autour de la plante de vos pieds. Gardez vos pieds fléchis. Tenez les bords de la bande avec vos poings, la bande sortant du côté du pouce de vos mains. Relâchez la tête et les épaules sur le tapis et faites glisser la bande entre les mains jusqu'à obtenir la tension souhaitée. Pliez les coudes, de manière à ce que vos poings pointent vers le plafond, et appuyez vos coudes et l'arrière de vos épaules sur le tapis.

2. Parallèle : Expirez, en continuant de serrer l'intérieur de vos cuisses, en rentrant vos muscles abdominaux et en étendant les jambes sur une diagonale élevée contre la tension de la bande, sans bouger les bras. Inspirez et pliez les genoux pour revenir à la position précédente. Répétez l'exercice.

3. Tourné vers l'extérieur : Maintenez la position du corps et de la bande, mais maintenant, à partir de la position jambes parallèles, gardez les talons ensemble et ouvrez les genoux, de façon à former un losange avec vos jambes. Les orteils doivent être écartés et les talons rapprochés, la bande entourant toujours la voûte plantaire. Expirez, rentrez les muscles abdominaux, serrez les talons l'un contre l'autre et pressez les pieds dans la bande pour redresser les jambes en une diagonale élevée sans bouger les bras. Inspirez et pliez les genoux pour revenir à la position précédente. Répétez l'exercice.


À FAIRE : Redresser complètement les jambes !

À FAIRE: Garder le bas du dos appuyé sur le tapis.

À NE PAS FAIRE : Laisser la tension s'installer dans le cou et les épaules.

# KICK BACK ET KICK UP AVEC BANDE EXTENSIBLE

Ce mouvement renforce et tonifie les muscles de l'arrière des jambes, qui peuvent être difficiles à "sentir" dans les exercices de Pilates (bien qu'ils travaillent !). Et, en prime, il donne une sensation instantanée de fesses plus hautes et plus fermes.


Se focaliser sur:

Renforce les muscles des fesses et de la partie supérieure de la jambe sans solliciter le bas du dos.


Répétitions

8 à 10 fois par exercice, sur chaque jambe


Visualisation

Lorsque vous donnez un coup de pied vers l'arrière ou vers le haut, imaginez que votre colonne vertébrale est une tige d'acier qui ne peut pas se plier. Pour le coup de pied vers le haut, imaginez que vous posez une empreinte au plafond.


Précautions

Si vous souffrez d'instabilité dans le bas du dos, limitez l'amplitude de vos mouvements afin de vous assurer que le dos ne se cambre pas pendant les exercices.


1. En position à quatre pattes, avancer le pied droit et enrouler le milieu de la bande autour de la voûte plantaire. Tout en tenant les extrémités de la bande, revenez à la position à quatre pattes.

2. Coup de pied en arrière : Expirez et poussez la jambe droite vers l'arrière contre la tension de la bande pour qu'elle soit tendue et alignée avec la hanche. Inspirez, pliez le genou et revenez à la position précédente avec le genou en suspension pour faciliter les répétitions. Faites 8 à 10 répétitions, puis transférez délicatement la boucle de la bande sur le pied gauche et répétez.

3. Coup de pied vers le haut : En gardant le genou plié à un angle de 90 degrés, soulevez la jambe droite vers l'arrière pour étendre la hanche, de sorte que la cuisse soit parallèle au sol et que le pied soit fléchi et tendu vers le plafond. Expirez, maintenez la colonne vertébrale au point mort et soulevez la cuisse comme si vous vouliez poser une empreinte au plafond. Inspirez et redescendez légèrement. Faites 8 à 10 répétitions, puis transférez délicatement la boucle de la bande sur le pied gauche et répétez.

À FAIRE : Tendre complètement le genou sur le Kick Back.

À FAIRE : Gardez les muscles abdominaux rentrés et la colonne vertébrale droite.

À NE PAS FAIRE : Laisser la colonne vertébrale s'arquer.

# CONCLUSION

Tous ceux qui me rencontrent m'ont entendu le dire plus d'une fois : le Pilates, c'est comme la maîtrise d'une langue étrangère. Tout comme on ne s'attend pas à apprendre l'allemand ou le chinois après une seule leçon, on ne peut pas prétendre maîtriser le processus Pilates après une ou deux séances seulement. Souvent, il suffit de quelques séances pour obtenir les meilleurs résultats. Lorsque les gens me demandent "Qu'est-ce que le Pilates ? j'explique qu'il s'agit en même temps d'une méthode d'étirement et de renforcement musculaire, que tout le corps travaille et que le Pilates est à la portée de tous. C'est vrai, mais la plupart des personnes qui pratiquent le Pilates pour la première fois ont du mal à se sentir immédiatement souples et fluides. Je les entends toujours demander : "Comment je fais ça ?" et "Je ne suis pas sûr de le faire correctement". Comme le dit Joe Pilates, l'astuce consiste à laisser l'esprit dire au corps ce qu'il doit faire. C'est plus facile à dire qu'à faire !

Je pratique le Pilates depuis dix ans, mais je me sens toujours dépassée par les exercices. N'étant pas une artiste, les exercices me semblaient simples au début, mais les exécuter correctement était un véritable parcours de combattant. Lorsque j'ai appris le Pilates, j'étais intriguée de voir si l'inconfort de mon dos s'améliorerait. Un de mes clients qui prenait des cours de Pilates m'a parlé du cours, et j'ai donc rassemblé assez d'argent pour participer à quelques séances. Lors d'un de mes premiers cours de Pilates, je me souviens que ma monitrice m'a dit d'utiliser mes abdominaux pour calmer les muscles devant mes cuisses afin de faire des ronds de jambe, l'un des mouvements pour débutants. J'ai supposé qu'elle était folle ! "Qu'est-ce que je dois faire sans saisir toute ma cuisse ? » me suis-je demandé. Elle a continué à faire les exercices sans ralentir, ce qui était un excellent entraînement, je le sais maintenant ... parce que si elle avait ralenti et essayé de me démontrer logiquement comment utiliser ces muscles, et pas d'autres, nous aurions perdu la moitié de la séance. Heureusement, j'ai été associée à Pilates. Pourquoi ? Pas parce que je trouvais cela facile. Pas parce que j'avais l'impression d'être douée pour ça. Juste parce que j'avais l'air d'une acrobate du Cirque du Soleil, suspendue à la Cadillac, les jambes coincées dans des ceintures duveteuses. C'est parce qu'après la séance, je m'amusais et me sentais si heureuse, énergisée, revigorée, concentrée et détendue. J'ai toujours attendu avec impatience ma prochaine séance. Je n'ai jamais cru à l'affirmation selon laquelle "cela peut changer votre corps". Je ne croyais même pas que mon corps pouvait être modifié. De plus, je ne connaissais pas vraiment mon corps avant le Pilates, donc je ne m'inquiétais pas trop de cet aspect. Mais au bout d'un certain temps, mon corps s'est vraiment amélioré, les vêtements m'allaient mieux et je me sentais plus forte, sans douleur, plus à l'aise, plus fluide.

L'une des choses que je crois fermement, c'est que la modification du corps par l'exercice (en particulier le Pilates) est tout à fait au-delà du pouvoir. Mais dans votre tête, il faut que cela continue. Pas de la manière dont vous l'imaginez, en termes d'inspiration, ce qui, bien sûr, est nécessaire pour que vous restiez impliqué. Je vous le dis, vous allez construire la conscience de votre cerveau en vous concentrant fortement sur ce que vous faites "dans votre tête". Vous allez réveiller les muscles que vous ne saviez pas (littéralement) avoir et les rendre forts. Cela ne se produit qu'en étant attentif et en prenant soin des subtilités des mouvements du corps tout en utilisant des symboles pour arranger et aligner le corps avec précision de sorte que les mouvements réguliers semblent sans effort. En apaisant son subconscient, en écoutant son propre pouls, en identifiant et en se concentrant sur ses propres schémas, ses forces et ses faiblesses. C'est ce que Joe Pilates avait à l'esprit lorsqu'il a élaboré ses concepts : concentration, centrage, vitesse, précision, fluidité, air. Ce sont tous ces concepts qui constituent l'entraînement de la méthode Pilates. Faire de l'exercice en gardant tous ces attributs à l'esprit est un défi, et c'est pourtant ce qui distingue la méthode Pilates de certaines formes d'entraînement qui s'attaquent à l'"énergie du cœur". Par exemple, vous pouvez utiliser les six concepts (quel que soit votre diplôme d'ailleurs) pour créer la séquence (relativement courte) de l'estomac et ensuite effectuer plus de 100 abdominaux sans concentration ni puissance.

Lorsque vous regardez un instructeur de Pilates qualifié effectuer un circuit, il vous donne l'impression que ce soit exercer sans effort. Je comprends que les gens croient souvent que le Pilates est censé être apaisant, comme un massage ou un bain à remous. Après tout, il s'agit d'un entraînement de type "spa". Le mot "doux" est souvent utilisé dans la description du Pilates. Vous pouvez aussi vous faire faire une pédicure, un massage, acheter des pantoufles en coton bio et faire du Pilates dans la même pièce ! Il n'est donc pas surprenant que certains de mes clients me disent, dès la première séance : "Je dois vraiment le faire ? Je pensais que c'était quelque chose de tranquille !". Bob Likens, l'un de mes mentors préférés, en riait tout le temps. Il se disait : "Oui, c'est pour cela qu'on parle d'entraînement !". Mais si cela semble si facile, c'est parce que la personne a) utilise sa force musculaire, mais pas jusqu'à la fatigue, b) n'effectue pas plus de 8 à 10 répétitions de chaque exercice, c) se détend et d) s'amuse aussi, je l'espère ! Le fait est que vous n'avez pas besoin de ressentir une "chaleur" ou un inconfort à chaque fois que vous vous entraînez pour en tirer le meilleur parti. Il s'agit d'un mythe. Certaines méthodes d'entraînement, telles que le bodybuilding, l'haltérophilie et/ou la musculation, exigent que les muscles travaillent jusqu'à l'échec. En effet, l'objectif est que le muscle se décompose, se répare et s'hypertrophie, c'est-à-dire qu'il devienne plus gros. Les personnes qui pratiquent ce type d'activités de remise en forme tireront certainement un grand profit de la méthode Pilates. (Vraiment !) Il n'y a en fait aucune activité physique qui ne puisse être modifiée par la relation corps/esprit créée par la méthode Pilates. De l'équitation au cyclisme, en passant par la simple marche et l'ajustement de la façon dont vous tenez votre corps, la méthode Pilates rend les mouvements plus fluides, plus détendus et plus efficaces. Je suis souvent en mesure de travailler avec des clients qui sont déjà très en forme, forts, agiles et sportifs. Nous pouvons aussi avoir des abdominaux sur le dessus. Cela ne signifie pas nécessairement qu'ils ont une force intérieure profonde, ou une conscience, ou même un contrôle. Vous constaterez que, même si vous ne ressentez pas de douleur ou d'inconfort pendant votre séance, l'entraînement Pilates est un défi. Vous ne pouvez pas non plus vous détendre, discuter avec un ami ou lire un magazine lorsque vous faites du Pilates. Les exercices ne commencent vraiment à fonctionner que lorsque vous pouvez vous concentrer suffisamment pour les faire aussi bien que possible. Trop de "recherche" est tout autant dans votre tête, et cela demande de l'énergie, de la flexibilité, de la préparation à l'erreur, de la détermination. Les résultats en valent la peine. Il suffit de regarder quelqu'un qui pratique le Pilates fréquemment pour voir comment il se porte, quels entraînements athlétiques il fait et combien d'énergie il utilise !

Il n'y a pas de limite à ce que l'on peut apprendre en Pilates. C'est une pratique que vous pouvez développer tout au long de votre vie. L'intensité et la discipline que vous développez en Pilates n'ont pas pour seul but de faire plus de mouvements et d'être un élève de Pilates plus expérimenté. Ce que vous apprenez en Pilates doit être et sera appliqué dans tous les aspects et toutes les activités de votre vie. Même assis sur une chaise et travaillant sur une machine, vous pouvez vous sentir plus fort, plus souple et plus productif. Avoir plus d'énergie, se sentir bien et bouger avec aisance ne peut pas être mauvais pour votre confiance, votre estime de soi et même vos relations. Vous aurez plus confiance en votre corps et vous vous amuserez davantage. Toutes ces raisons expliquent pourquoi cela vaut la peine d'y consacrer plus de temps, même si vous ne vous rendez pas compte au début que vous le faites "correctement". Et si vous êtes l'un de ces étudiants qui se demandent si la méthode Pilates est vraiment efficace, rappelez-vous que vous vous entraînez à acquérir des compétences dont vous serez reconnaissant plus tard.

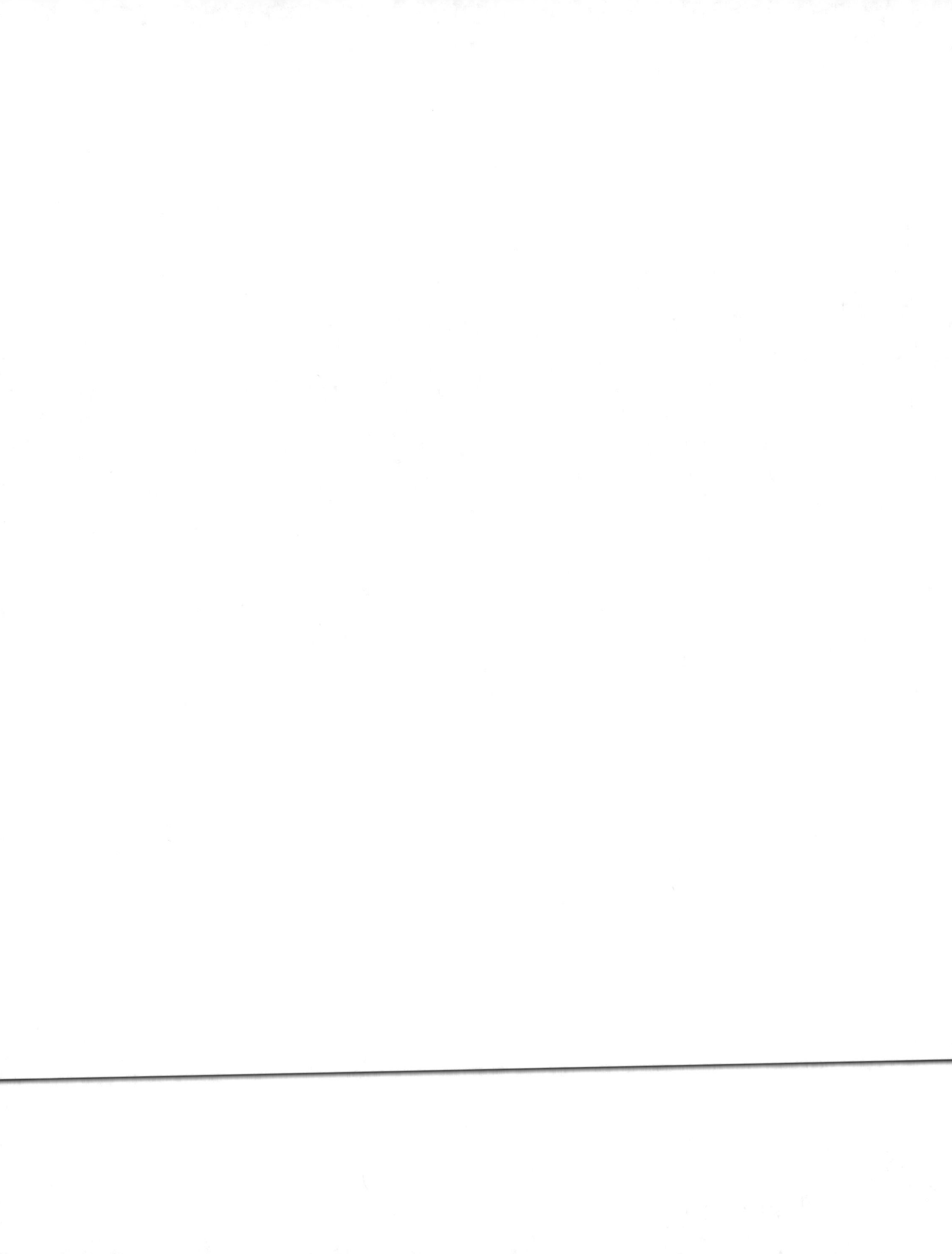